下園壯太
前田理香
——著

陪家人走過憂鬱

給憂鬱症照顧者的應對指南

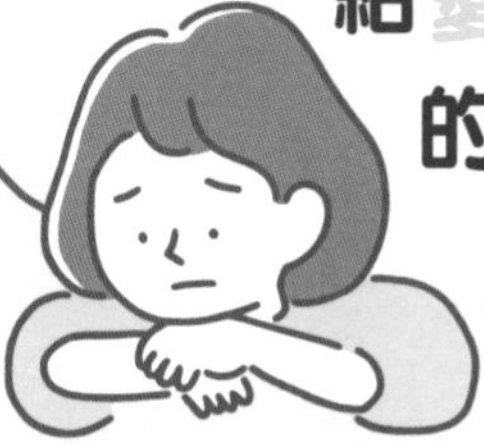

在諮商的過程中，
大部分的人都會提出以下的煩惱、
擔憂和疑問。

- 「憂鬱」究竟是什麼樣的症狀？
- 恢復期要多久？
- 「憂鬱」與個性有關？
- 當親人將「想死」掛在嘴邊時，害怕會因此失去對方
- 一旦被公司得知，就會失去工作機會？
- 「憂鬱」會遺傳嗎？
- 「抑鬱」症狀是什麼？
- 感覺對方一直「強顏歡笑」，看了很難過
- 為什麼前一秒還好好的，卻在下一秒突然惡化？
- 「憂鬱」的人在想什麼？
- 如何把握重返社會的時機？
- 為了「守護」對方，要用什麼態度相處比較好？
- 愈是努力幫助親人，愈感到疲憊

本書將會介紹專家多年來幫助憂鬱症患者與其家人時，
所傳授的必備憂鬱症知識。

前言

憂鬱症是讓人相當痛苦的疾病，因此，比起獨自克服，患者更會希望可以借助家人的幫助恢復。同時，家人在看到親人苦於憂鬱症時，也會想要伸出援手成為支持的力量，幫助至親恢復健康。

編撰本書的目的，就是為了幫助這些罹患憂鬱症的患者與其家人（身邊的人）。

憂鬱症在現今已經是一種相當普遍的疾病，治療的方法也在一定程度上愈來愈明確，只要處理得當，憂鬱症並非是可怕的疾病。

然而，許多患者和家人不了解「憂鬱」，而往往因為錯誤的想法，導致病情惡化。

我們多年來在為憂鬱症患者提供幫助時，發現人們並不了解憂鬱症，其中特別會對以下幾項抱有誤解：

- 憂鬱症的原因
- 「覺得想死」的原因
- 憂鬱症的痛苦程度
- 憂鬱症的治療方法
- 憂鬱症的治療期

如果沒有消除這些誤會，一直土法煉鋼、一意孤行地應對，可能反而會使憂鬱症惡化，或是延長病情所需的治療時間。此外，家人過度積極的作為，對患者來說有時反而會成為「壓力」，而不是「幫助」。

因此，希望透過本書消除誤解，並介紹能夠實際應用、改善患者病情的基本知識。

我們至今一直在為許多苦於憂鬱症的患者提供幫助，一般在與對方應對時，不會使用醫學專業術語。這是因為，憂鬱症患者在罹患疾病的情況下，無法客觀思考以及理解複雜的事情，再加上照顧者也會因為強烈的不安陷入恐慌，普遍理解力都會下降。

因此，本書也不會使用專用術語，會直接就「在諮商時傳達知識」的方法來進行介紹。例如，不拘泥於憂鬱症的定義或是在醫學上的分類，僅以簡單下標題命名般，統稱為「憂鬱症」。此外，也以更容易讓對方理解、面對面諮商時使用的「說明方式」和「用字遣詞」，並且會多次重覆傳達重要的內容。專家在閱讀本書時，可能會覺得不順暢或是過於囉嗦，但這是為了重視並重現和患者面對面對談的感覺，還請多多見諒。

憂鬱症患者當然會有痛苦的症狀，不過照顧患者也不是件易事。希望本書能夠讓各位對憂鬱症有正確的認知，在珍惜自己的同時守護患者，給予更好的幫助。

2022年7月

下園壯太
前田理香

陪家人走過憂鬱：給憂鬱症照顧者的應對指南

目錄

第1章 了解「憂鬱」的組成

第2章 了解「憂鬱症」患者的感受和想法

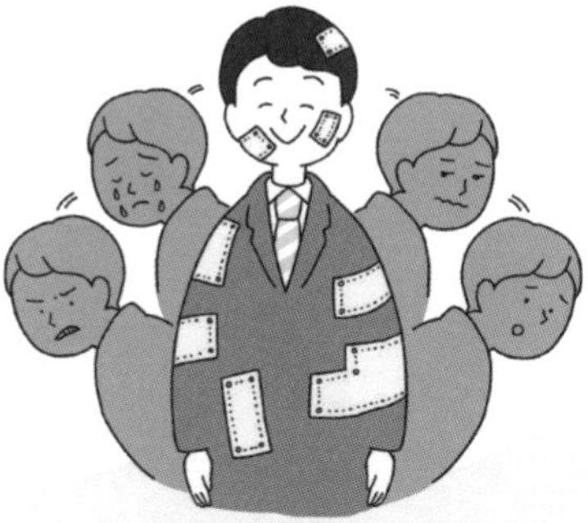

第3章

與「憂鬱」共處時，必須知道的8個重點

CONTENTS

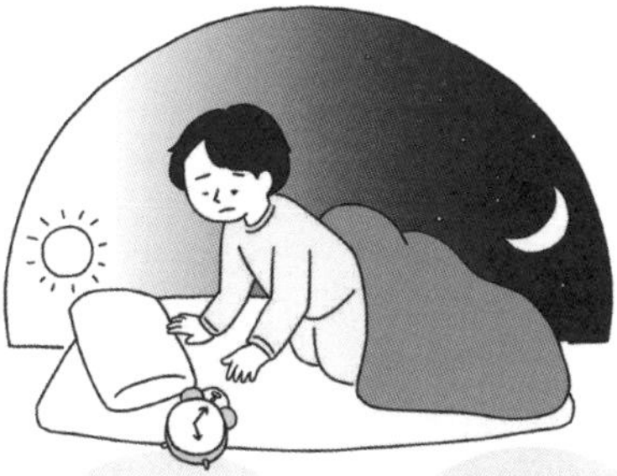

第4章

親人得「憂鬱症」時的相處法與珍惜自己的方法

CONTENTS

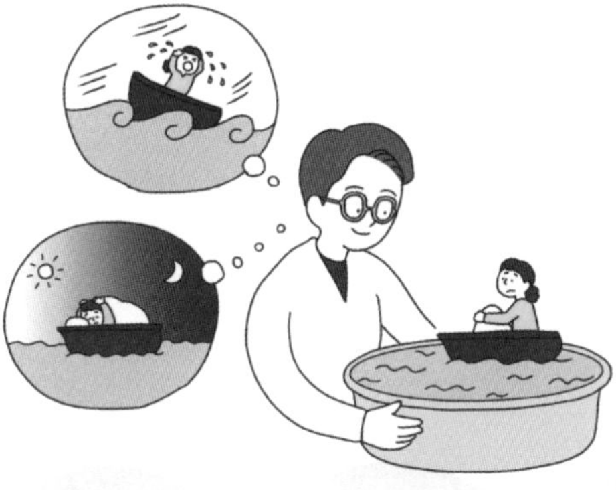

第5章 做好長期抗戰的準備

CONTENTS

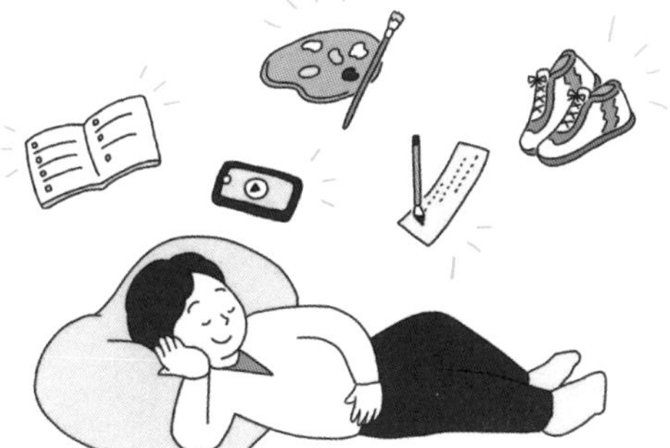

第 1 章

了解「憂鬱」的組成

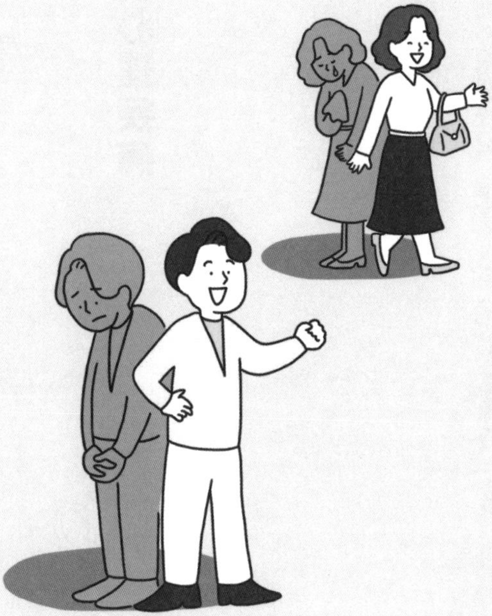

1

憂鬱症無關遺傳和個性，是任何人都有可能罹患的心理疾病

對憂鬱症有正確的認知

各位聽到「憂鬱症」時，腦中會浮出什麼樣的印象呢？

畢竟，電視、報紙、雜誌經常會播報、刊登相關特輯，應該大部分的人都聽過「憂鬱症」這個詞彙。

不過，知道憂鬱症是心理疾病是一方面，我想大部分的人都「不太了解這個疾病」。

其中有些人可能還認為憂鬱症「只是心情上的問題」、「與自己無關」或是「一旦罹患

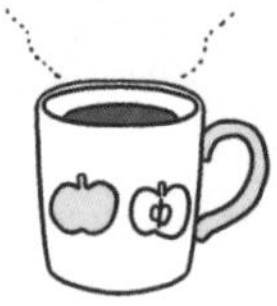

就無法痊癒的疾病」。

如果對憂鬱症抱持著這般印象，一旦聽說至親罹患憂鬱症時，自己反而將更忐忑不安。因為無從應對感而到慌亂，有些人會小心翼翼、躲避對方，甚至表現得過度關心。在不知道要如何保持適當距離的情況下，往往會破壞自己與對方的信賴關係，同時自己也會受到極大的傷害。

孫子曰：「知己知彼，百戰不殆。」

因此，首先為了讓各位沉著地應對，接下來一起來了解何謂「憂鬱症」。

憂鬱症是因為遺傳？

在進行諮商時，有些人會問：「憂鬱症會遺傳嗎？」或是「爺爺患有憂鬱症，會遺傳給後代嗎？」等等。**憂鬱症並不是由於特定的基因而引起。**

以「骨折」為例。

各位曾經骨折過嗎？我的右腳曾在30幾歲的時候骨折，打了將近1個月的石膏。

1個訪問600位20歲到60歲的人骨折經驗的調查中，約有3成的人回答「是」。

骨折的原因大致可分為以下3項。

- 交通事故或跌倒等受傷而導致
- 運動過度，導致特定部位疲勞而引起
- 疾病骨骼脆化而引起

第3個「疾病骨骼脆化而引起」的案例中，包括骨質疏鬆症（年齡增長導致骨骼脆弱化的疾病）和癌症轉移（癌細胞轉移到骨頭，導致骨骼脆弱化）等。骨質疏鬆症有遺傳因素，如果家人中有骨質疏鬆症的患者，那罹患的風險就會增加。

不過，並不會有人說「因為遺傳而骨折」。

畢竟相較於遺傳，絕大多數的人都是跌倒骨折。我骨折的時候，如果有人問我說「是不是遺傳的關係？」，我應該會感到非常震驚無措。

憂鬱症也是如此。儘管有些研究顯示，憂鬱症的確與遺傳有關，但並不表示「有這個基因就一定會得憂鬱症」。

事實上，**大部分的人罹患憂鬱症，都是受到遺傳以外的原因所影響**。

憂鬱症是因為個性？

從個性的角度來看又是如何呢？

請試著用「骨折」的角度來思考這個問題。

個性外向、急躁冒失的人可能比內向、謹慎的人更容易受傷。在運動方面，忍耐力

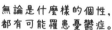

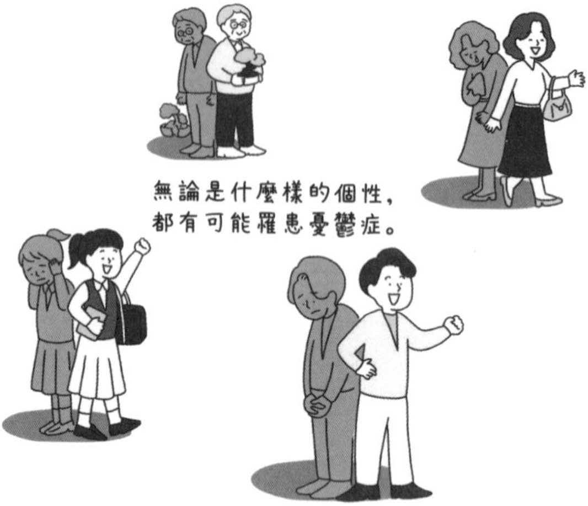

高，堅持不懈的人，出現疲勞性骨折的症狀或許更高。

從這點來看，其實憂鬱症並非完全與個性無關。

儘管如此，幾乎不會有人自信滿滿地表示，骨折的原因是「個性」。無論平時多麼小心謹慎，還是有可能會骨折，例如遇到意外事故等。

據說個性認真、有責任感、忍耐力強、勤奮努力的人，很容易累積壓力，進而罹患憂鬱症。確實，這類型的人感受到的壓力可能更大。

在一些案例中，患者憂鬱的原因確實經常性地否定自己，以及個性軟弱，例如認為「都是因為我沒有抗壓性」、「因為我不能積極地面對」等。

然而，所有罹患憂鬱症的人都是一樣的個性嗎？

當然不是。

事實上，**平時一副無憂無慮，沒有責任感的人、能夠樂觀開朗快速轉換心情的人、以及可以明確提出自己意見的人，也都有可能會罹患憂鬱症**。

建築公司業務：A先生（40多歲、男性）的案例

A先生是一位個性開朗，深受顧客信賴的優秀員工。他也是一個熱愛運動的人，週末還會擔任兒童足球的教練。在經濟不景氣時也能夠取得優秀的銷售成績，多次受到公司表揚。

因此，不僅受到同事尊敬，連部長也相當信任他，甚至表示「你想怎麼做都可以」。

當身邊的人提到「A先生感覺沒什麼壓力呢」時，他一定會面帶微笑地回答：「是啊，因為想看到顧客的笑容，沒有時間感受壓力。」

但在更換部長約半年後，A先生的情況發生了變化。新部長是會要求下屬提供詳細的報告，並每1件事都會下明確指示的類型。

A先生無法再按照自己的想法工作，於是他多次找上部長，討論雙方的工作方式，但最終仍沒辦法跟部長達到共識。為了製作報告要使用的資料，以及準備向顧客說明的內容，他只能不斷地加班。

笑容從A先生臉上消失，他面容憔悴得使身邊投來許多的關心。最後A先生再也無法踏出門上班，經過診斷得知罹患了憂鬱症後他決定留職停薪。

公司的同事從沒料到A先生會患上憂鬱症，但最驚訝的莫過於A先生自己。

「容易憂鬱的個性」單純是學術上比較的結果。

以COVID－19為例。有數據指出「居住在日本東京罹患COVID－19的機率比住在日本岩手縣還要高」，不過這並不表示，所有居住在東京的人都感染了COVID－19。反過來說，住在岩手縣的人也有可能感染COVID－19。

同樣的道理，像A先生這麼開朗、正向，能夠擺脫壓力的人也會罹患憂鬱症。

換句話說，**是否罹患憂鬱症，與實際上的個性沒有絕對關係**。

憂鬱症是「心理感冒」？「心理骨折」？

各位也許曾聽過1個說法：「憂鬱症是心理上的感冒。」

1998年日本全國的自殺人數超過3萬人，自殺儼然成為社會問題。針對自殺原因進行多方面的調查後，結果發現，自殺與憂鬱症等精神疾病有著密切的關係。

然而，當時的社會對憂鬱症並不了解，所以會帶有偏見，認為是「內心軟弱」或是「不善與人交流」的人才會罹患這個疾病。也有不少人因為「不知道該如何應對患者」

而擔憂。

為了讓憂鬱症擺脫這種形象，並使人們意識到及早發現、及早治療的重要性，1家製藥公司於1999年左右發想了「憂鬱症是心理感冒」這句廣告標語。

藉由「憂鬱症是心理感冒」這句話傳達了「任何人都有可能罹患憂鬱症」、「只要妥善治療就能恢復」、「出現症狀要盡早接受治療」等想法。並且同時將憂鬱症定位為常見的疾病之一。

然而，隨著使用了「感冒」這一詞彙，也出現不少對憂鬱症的誤解，例如「憂鬱症跟感冒一樣，只要治療幾天就能夠輕鬆痊癒」或是「憂鬱症跟感冒一樣，是種輕微的疾病」等不正確認知。

其實，那句廣告標語真正想要傳達的訊息是——

憂鬱症是：

- 任何人都有可能罹患的疾病
- 病情可能會惡化（甚至危及到性命），所以要妥善處理
- 恢復緩慢，乍看下似乎好多了，但直到完全恢復需要相當長的一段時間（好幾週甚至好幾年）
- 復健非常重要，如此才能恢復到能夠發揮出原本能力的狀態

為了準確傳達這些訊息，我們改為用**「心理骨折」**來形容憂鬱症。

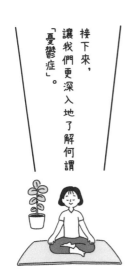

2

目前尚未得知心理不適的原因，看法也會因醫生而異

憂鬱症發病的案例

到目前為止，已經向各位說明為何**「憂鬱症與遺傳和個性沒有太大關係」**。那為什麼會出現憂鬱症等心理不適的疾病呢？

在憂鬱症發病的案例中，有以下幾種情況。

- 經歷與親人天人永隔或離婚等內心受到打擊的事件

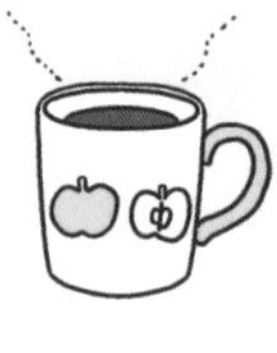

疲勞的種類		疲勞的原因	自覺程度
肉體疲勞		運動、勞動	容易
精神疲勞	大腦疲勞	學習、工作	困難
	情感疲勞	壓抑情感	困難

- 身邊的環境頻繁變化
- 更年期或生產等導致荷爾蒙失調
- 服用降血壓藥物、癌症治療藥物等干擾素藥劑而引起副作用
- 罹患腦血管疾病或傳染病等病症
- 疲憊不堪

因應各種目的有不同的統計數字，此處以照護案例統計為主。我們與患者面對面時發現，其中絕大多是都是因為「疲憊不堪」，也就是屬於精神耗弱的情況。

3種疲勞

疲勞分成3種，一是運動或勞動等不斷活動肌肉所引起的「肉體疲勞」；二是學習和工作等，長時間活動大腦的「大腦疲勞」；最後是壓抑自己的情感，一直委曲求全，或是強顏歡笑所導致的「情感疲勞」。

疲勞與疼痛、發燒相同，是身體警訊「再不改善會很危險」。然而，**相對於身體感受到的「肉體疲勞」，「大腦疲勞」和「情感疲勞」較難察覺**，應對時往往為時已晚。也有不少人是在精神耗竭、處於憂鬱狀態後才發現自己心理不適的問題。

是大腦中的哪個部分引起的？

目前在科學上，對於憂鬱症的發病原因尚不完全明瞭。

不過已經稍微得知，在因壓力而陷入憂鬱狀態時，大腦和身體會有什麼變化。

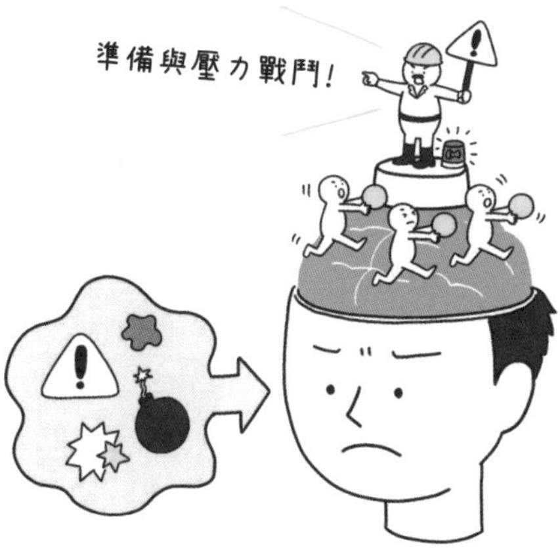

當一個人感到焦慮或恐懼（壓力）時，大腦中的杏仁核會開始活動，並對大腦發出「處理焦慮或恐懼」的指令。

該指令傳達到下視丘這一部位後，下視丘會向腎上腺發出「準備與壓力抗戰」的指令。

接著，腎上腺會分泌腎上腺素、正腎上腺素以及皮質醇等「壓力荷爾蒙」。

這些荷爾蒙又稱為「戰鬥、逃跑荷爾蒙」，是從原始人的時代就一直具備的荷爾蒙。會在生死關頭，讓我們的身心做好拚上性命的準備。

為幫助各位輕鬆理解，以下以原始人為例。

假設有1位原始人在森林裡尋找食物時，突然遇到猛獸。

原始人在受到驚嚇後，體內的微血管會收縮，血液會變得濃稠，使原本受傷流血的傷口瞬間止血。

要克服危機，就必須要活動身體，為了將濃稠的血液輸送到肌肉中，心臟會開始轉為劇烈地跳動。

為了保護頸部和腹部等重要部位，肩膀會用力，並弓起背部。而且呼吸會變淺而急促，以便將氧氣送入受到壓迫的肺部。此外，專注力會相當高，以隨時做出「要迎戰還是要逃跑」的判斷。

我們稱這個變化為「驚嚇機制（類似APP的感覺）」。

驚嚇機制

在驚嚇機制中，會大量消耗身體能量。身體會提高代謝，以產生大腦和身體所需的能量，同時會減少消化等系統消耗的能量。這是「拚盡全力以保全性命」的姿態。

驚嚇機制原本就是為了度過生死關頭的暫時性功能，當壓力狀態結束後，身體會減少分泌壓力荷爾蒙，恢復原本的狀態。能源消耗量也會減少，只要稍微休息一下，就可以重新活動。

現代人很少遇到猛獸，也不太會苦於飢餓。

不過，**現代人卻是持續不斷地籠罩在輕微的壓力之下，主要以情感疲勞為主**。

因為壓力沒有明確的結束時間，大腦會做出「持續在危機狀態中」的判斷，並不斷地分泌壓力荷爾蒙。

在不知不覺中，會感到疲憊不堪，進而陷入憂鬱狀態。

看法會醫生而異

憂鬱症這種疾病不像骨折、外傷一樣可以從外表判斷。此外，也無法如胃潰瘍和肺炎般，可以利用照胃鏡或X光等方式檢查出來。

憂鬱症藉由溝通進行診斷，醫生會詢問患者的經歷和身心狀態，而患者再用自己的方式來回應。因此，經常發生即便是相同的問診內容，經驗豐富的醫生與較沒經驗的醫生看法歧異的情況。

看法也會因診療的科別而異

診療科別的差異也會導致判斷上的分歧。

近年來，診療科別愈來愈多元，例如精神科、身心醫學科、身心科診所等。此外，為了減少對就診的牴觸感，診所等的名字大多都選用較為中性、溫和的詞彙。不過，在需

診療科別	主要看診內容
精神科	專門治療憂鬱症、思覺失調症、雙相情緒障礙症等「心理疾病」 例如：以照護記憶和情感為主
身心醫學科	專門診治由壓力引起的「內科」症狀 例如：以照護身體狀態為主
身心科診所	診療範圍包括精神科和身心科，以定期回診為主 例如：處理生活上的壓力、照護實際的生活

要利用這些醫療資源時，想必各位多少會在意科別差異。以下說明可能有點粗略，但應該可以幫助了解其中的差異。

皆為診療「心理疾病」，但精神科是專門治療憂鬱症、思覺失調症、雙相情緒障礙症等「心理疾病」；身心醫學科是專門診治壓力等引起的「內科」症狀；身心科診所的診療範圍包含精神科和身心醫學科，特點是要定期回診。

用先前的原始人例子來想像一下。

現在有位原始人在對付猛獸時吃足了苦頭，最後身負重傷、精疲力竭，處於情緒低落的狀態。原始人失去戰鬥的力氣，遭到猛獸襲擊的恐懼讓他顫抖不止，完全無法吃飯、睡覺。

應對這種情況有3種方法，分別是，①以原始人的身體狀態為主進行照護、②照顧他的生活，避免再遭到敵人攻擊；以及③關切、撫平原始人的恐懼（記憶或情感）。

簡單來說，身心醫學科以身體的照護為主；身心科診所側重於處理外部因素（應對生活中的壓力）；精神科則是為恐懼的心理提供幫助。無論是哪一科的醫生，都能夠幫助大眾改善失眠和身體的不適。除此之外，內科、外科、婦科和家醫科醫生也會結合患者目前罹患的疾病，診斷、治療精神疾病。

重點是要了解，**根據醫生和醫院，專業領域和擅長處理的患者狀態等級會有所不同，因此對於同一位患者的看法也會有差異**。

對患者來說，通常更換醫生，診斷出的疾病名稱和治療方法也會發生變化。

因此，患者和其家人不要認為醫生說的話、診斷書上記載的內容絕對正確，沒有更改的空間。

3

不必過於在意診斷的結果

當醫生表示家人罹患「憂鬱症」時

眼看著家人的樣子愈來愈不對勁，在擔憂下勸對方去看醫生，但卻被回以「我沒事」，只留下無能為力的你。

就這樣帶著擔憂度過每一天，最後對方終於答應去就診，醫生表示家人罹患的是「憂鬱症」、「有憂鬱傾向」、「適應障礙症」……。

在面對這個情況時，你在想什麼呢？是知道病名，感到放心？還是比家人看醫生前

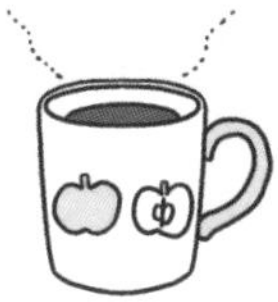

還要不安呢？

許多家人在聽到病名後，都會脫口而出以下的疑問或不安。

- 是可以治療的疾病嗎？
- 恢復期需要多久？
- 是不是就不能工作了？
- 如果被公司知道，是不是就會失去工作？
- 藥物有什麼樣的副作用？
- 要吃一輩子的藥嗎？
- 要怎麼跟病患相處？
- 會不會死掉？

這是因為他們對病名所表示的疾病並不了解。

人類對於不了解、不知道的事情，會感到非常擔心和恐懼。因為「一無所知」會使人找不到應對的方法、無法預測未來的情況。

反過來說，如果在一定程度上理解當下的狀況，就能夠想像今後會遇到什麼事，以及應對的方法，內心的不安感就會減輕。

病名會因精神科和身心醫學科而異

各位是否遇過以下情況：在被診斷患有「憂鬱症」時感到震驚，但當醫生說是「自律神經系統失調」卻不會太過驚訝。

實際上，精神科和身心醫學科的病名經常不同，為什麼會有這個現象呢？

除了先前說明過的，看法意見會因醫生和醫院而異，此外，還有2個原因。

其1，有些病名是為了避免病患受到不必要的影響，經過深思熟慮過後才取的。

儘管整個社會愈來愈了解何謂心理疾病，但仍有不少偏見和誤會。而且根據職業領域的不同，病名可能會對工作造成限制。

為了確保他人不會因為偏見，妨礙病患重返工作崗位和社會生活，有些醫生會考慮疾病的名稱，使其更容易被接受。

其2，以生病的症狀來當作病名。

在診察心理疾病時，會以問診為基礎進行診斷和治療。不過，在診療的當下，能夠確實掌握的只有患者「現在的狀態」，很多時候無法單純歸納成一個病名，因此有不少情況是會在診斷書上記錄生病的症狀，例如「憂鬱傾向」。

大部分的人在接受長期治療時，都會逐漸顯現出病況，病名經常在治療的過程中出現變化。

憂鬱症除了以憂鬱傾向為病名，還可能被冠以其他各種名稱，例如，重鬱症、雙相情緒障礙症、躁鬱症、適應障礙、發育障礙、失智症、思覺失調症等。基本上只是治療方法和藥物會有所不同，應對患者的方法依然相同。

如上所述，**診斷出的病名並不是絕對，情緒沒必要隨之起伏**。

另外，不僅診斷名稱，醫生說的話，經常會對患者或其家人產生很大的影響。有1個案例是，患者及其家人聽到醫生表示「如果不改改自己的個性，憂鬱症會跟隨你一輩子」時，受到相當大的打擊。

不過事實上，患者在我們的幫助下，1年後就順利回到社會。

先前也提到過，醫生也是人，每位醫生的能力和專業都不一樣。以此為前提，另一種方法是，找另一位醫生尋求其他意見。

無論如何，都不必盲目相信醫生所說的話。

4

啟動「他人模式」機制，使人與過去的為人完全不同

理性的我消失

即便接受診療、了解病名、在網路上查詢資料，一般人也很難想像罹患憂鬱症的真實情況。

因此，為了讓患者本人和其身邊的人更容易理解，再以原始人為例進行說明。

先前提到，人類在感受到壓力（不安或恐懼）時，大腦會判斷現在處於「是要活還是死」的生死關頭，進而啟動驚嚇機制，並在危機消失後關閉機制。

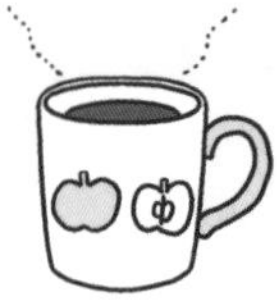

那我們平時是用什麼樣的機制（APP）生活呢？

生活在現代的我們，不用進行狩獵、採集、打水等注重體力的勞動也可以生存。不必擔心猛獸、飢荒、酷暑和嚴寒。

在一定程度可以預見未來的社會中，如果遵守規則生活，生命一般都不會受到威脅。

在現代生活中，需要的機制是「理性機制」，可以進行邏輯思考、處理當前要解決的問題，以及根據客觀的事實和數據模擬未來。

「理性機制」使人類在生活的同時，能夠思考社會中的利弊，多方考慮利益後進行準確判斷。

不過，「理性機制」有時會停止運作。

那就是啟動包括「驚嚇機制」的「情感機制」時，也就是我們人類變得感性的時候。

憂鬱狀態是指同時啟動「情感機制」

「情感」原本是為了讓人類採取保護生命（安全、生存、繁衍）的行為。

舉例來說，恐懼是為了躲避危險的地方或事物的情感；憤怒是為了向敵人進行威脅或反擊；戀愛則是為了尋找伴侶繁衍後代。

其中，**當遇到危及性命的情況時，會同時啟動用來處理危機的「情感機制」，並暫停「理性機制」，轉換為以生存為目的的拚命模式**。

請再次回想先前提到的原始人例子（第32頁）。

現在，原始人為了尋找食物遇到了猛獸。

首先，大腦啟動**「驚嚇機制」**，做好「是要逃跑還是戰鬥」的準備。接著，如果決定要戰鬥，就會連**「憤怒機制」**一起啟動。

原始人緊握拳頭、面紅耳赤、齜牙咧嘴，為了威嚇猛獸而大聲喊叫。在想著「我很

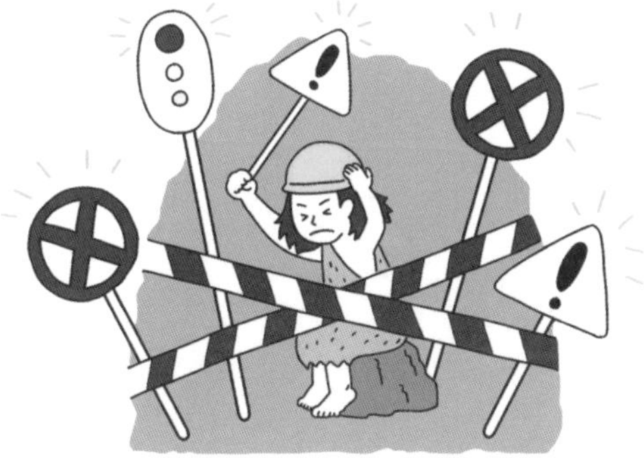

強！我會贏！」時，如果同伴遭到攻擊，整個腦袋都會充斥著「我要報仇」的想法。

另一方面，可能中途會決定逃跑，所以也會同時啟動**「恐懼機制」**。

某個瞬間猛獸的樣子看起來會比實際來得更大更可怕，讓人覺得「無法與之抗衡」。導致原始人能敏銳地察覺到聲音和動靜，在逃跑的過程中，還會想像著野獸從後面追來的樣子。在這種恐懼下，即便身體已經疲憊不堪，也能夠促使原始人逃脫危險。

原始人在受傷的情況下勉強順利甩掉猛獸後，會啟動**「不安機制」**。內心會非常警戒，害怕「猛獸循著血腥味來襲擊自己」，並不斷模擬在遭到襲擊時的逃命方法和自衛方法。

而且晚上會睡不著，因為在猛獸在夜晚活動，睡覺會很危險。即便沒有目睹猛獸的同伴邀請說「一起打倒猛獸」，因為啟動了「無力感機制」，原始人也不會響應。

由於最安全的做法就是遠離危險，才會產生「我什麼都做不了」、「我沒有用」等消極避戰的想法。

另一方面，想到失去的同伴和自己受的傷，會啟動**「自責機制」**，不斷地責怪並反省自己，例如「我是不是還能再做點什麼？」、「是因為我的關係吧」、「要怎麼做才能阻止再次發生這種事呢？」。

在猛獸的威脅消失後，會啟動**「悲傷機制」**，促使原始人待在安全的地方，直到傷勢

遇到危機時啟動的情感機制

驚嚇機制	控制身體產生能量，為了大量消耗能量，擺出「拚死也要生存下來」的姿態
憤怒機制	滿腦子都是「我很強！」的想法，繃緊全身的神經
恐懼機制	哪怕只是一點困難，也會感到沉重，認為「絕對無法與之抗衡」，而且會敏銳地察覺事物的聲音和動靜
不安機制	腦中一個接一個想像讓人感到不安的畫面，不停地模擬保護自己的方法
無力感機制	腦中想著「我什麼都做不了」、「我沒有用」，避免靠近危險
自責機制	對事件的過程感到自責，不停地反省自己
悲傷機制	失去食慾、性慾、慾望和興趣，稍微移動一下就會覺得相當疲憊
絕望、認命機制	認為「我活著一點用處都沒有」，對活著感到抱歉

痊癒，體力完全恢復。

原始人失去食慾、性慾、慾望和興趣，稍微移動一下就會覺得相當疲憊。一直待在安全的洞穴完全不出門，是生存的方法，但如此一來就沒辦法獲取食物。在這種情況下，原始人就需要同伴的幫助。原始人沒有交流的語言，只能用眼淚和嘆息來向身邊的人發出求救訊號。

原始人的傷勢比想像中的還要嚴重，遲遲無法痊癒。「情感機制」帶來的消耗，使他感到愈來愈疲憊。即便同伴伸出援手，也會開啟**「絕望、認命機制」**，腦中出現「我活著一點用處都沒有」的想法，對自己還活著感到抱歉，認為食物與其給我吃，不如拿來餵飽孩子。

在這種時候，如果眼前出現猛獸……原始人會試圖捨命幫助家人和同伴。

請將「憂鬱狀態」想像成，在面對重大危機時，這些情感同時爆發的樣子。

即便原始人沒有遇到像這樣的巨大危機，也會因為飢餓虛弱、受重傷、失去同伴或是疲憊不堪無法動彈時啟動情感機制。這是為了保護弱小的自己。

以現代人來說，會在不知不覺中經歷「精疲力竭」↓「情感機制同時啟動」↓「憂鬱狀態」的過程。

憂鬱症狀5＋5

情感機制同時啟動（憂鬱傾向），身心會在各個情感機制的作用下，出現多種變化。

以下是分別發生在身體上和心理上的五種變化，我們稱之為「憂鬱症狀5＋5」。

○出現在身體上的5種變化

1. 失眠（年輕人可能會是嗜睡）

睡不著、晚上會多次醒來、早起、做惡夢、喝酒的量增加、白天睏到不行等。

2. 食慾不振（年輕人可能會是暴飲暴食）

沒有食慾、吃了也不覺得好吃、消瘦、暴飲暴食變胖等。

3. 倦怠感（負擔感）

身體沉重、倦怠、無法消除疲勞、做什麼事都很累、無法忍耐、房間亂七八糟、毫無動力、連洗衣服和打扮都覺得麻煩等。

4. 停止思考

工作或學習毫無進展、大腦一片空白、無法集中思緒、無法做決定、大腦朦朧不清、失誤增加、經常忘東忘西等。

憂鬱症狀 5＋5

出現在身體上的 5 種變化

失眠
連續 2 週以上苦於「睡不著」

食慾不振
不覺得食物好吃、體重出現變化

倦怠感（負擔感）
即便休息依然覺得疲勞

停止思考
無法完成工作、成績一落千丈

身體不適
肩膀僵硬、頭痛、肚子痛等各種症狀

出現在心理上的 5 種變化

無力感（沒有自信）
什麼都做不到、一直遇到不幸的事情、沒有自信

自責感（罪惡感）
認為自己是個麻煩而「感到抱歉」、離婚、離職

對人感到恐懼、生氣
不是避開他人就是反過來大發脾氣（尤其是對家人）

不安、焦慮、後悔
無法休息、腦中只有消極的想法

覺得「想死」
想要消失、沒有棲身之所

5. 身體不適

身體出現肩膀痠痛、頭痛、牙痛、腰痛、肚子痛、腹瀉、便祕、頭暈、長蕁麻疹等症狀。

◯出現在心理上的5種變化

1. 無力感（沒有自信）

（自覺）做不到平時可以完成的事情、無法控制自己、崩潰、沒有人願意理解自己、沒有人肯給予幫助、淚流不止、嘆氣、抱怨、空虛、沒錢等。

2. 自責感（罪惡感）

為身邊的人帶來麻煩、全都是自己的錯、過度責怪自己、覺得自己礙手礙腳、道歉過於頻繁等。

3. 對人感到恐懼、生氣

害怕他人的目光、避開他人、放他人鴿子、不願意和他人對話、在意傳聞、口出惡言、易怒、感到煩躁等。

4. 不安、焦慮、後悔

對未來極度不安、總是做出消極的預測、擔心瑣碎的事情、焦急地想要快點解決問題、坐立不安、心煩意亂、無法冷靜下來休息、後悔不已、失去笑容等。

5. 覺得「想死」

沒有棲身之所、不知道活著的意義、想要消失、想要不見、想放棄一切、失蹤、自殺未遂、做出危險行為、不再自我照護（如治療）等。

「症狀」的意思

先來說明何謂症狀。

在感染流感時，可能會出現發燒、咳嗽、關節疼痛的情況，這就是所謂的症狀。無論當事人原本的體力和體質，得到流感這種疾病後，大部分的人都會出現相同的變化。待疾病痊癒，就會恢復原本的狀態。

那精神疾病的症狀是什麼呢？**請將「感覺的方式、思考的方法、看事物的角度、接受事物的方式」的改變看作是精神疾病的症狀**。

就如先前在憂鬱症狀5＋5中所介紹的，憂鬱症不僅會出現身體上的症狀，也會有精神上的症狀，因此才會定位為精神方面的疾病。

身體上的症狀較容易理解，但精神上的症狀大多都會被誤認為是本人想法、個性的問題。結果，否定精神症狀的建議往往會愈來愈多。

舉例來說，會想要對因為憂鬱症狀而失去自信的人說「要更有自信」。

然而，這就像是對得流感發燒的人說「發燒很痛苦耶！趕快退燒啦！」。

或許這是正確的建議沒錯，但當事人在聽到他人要自己做他們做不到的事情時，只會覺得受到責備，苦於無法得到理解。

請記住，**「想死」也是憂鬱症的症狀之一**。

對著因憂鬱而想死的人說「為什麼想死？要更加珍惜生命」，就好像是在對得流感不停咳嗽的人說「為什麼要咳嗽？咳嗽會使病情惡化，還會將疾病傳染給別人，不要再咳了！」。

病患本人也知道咳嗽很痛苦，他自己也很想要停止咳嗽。

但是，「他做不到」。

如果身邊的人只是因為「想幫忙」才強烈地給予建議，那只會讓本人更加痛苦。

他人模式

「憂鬱症狀5＋5」是為了讓患者躲在安全的範圍，而產生的變化。然而，當症狀惡化時，看起來就會像是其他人，這個狀態我們稱之為「他人模式」。請回想一下第23頁業務A先生的案例。

如下所述，**眼前的人表現出與以前完全不同的態度和神情，那可能就是因為憂鬱症狀進入「他人模式」**。

- 過去積極主動的人變得孤僻
- 以往總是很開朗的人變得沉默寡言，不再露出笑容
- 原本是個工作能力很好的人，但卻以沒自信為由，拒絕接下新的工作
- 從沒失誤過的人卻一錯再錯，不停地道歉

- 從前善於交際、炒熱氣氛的人開始避開人群
- 一向溫和的人變得異常暴躁，還會突然大吼大叫
- 總是樂觀向上的人，卻一直說一些焦慮不安的話
- 原本健康有朝氣的人，突然明顯消瘦，看起來很疲憊、憔悴
- 個性爽朗的人，最近變得很遲鈍，還會爽約

這些變化大多都是疲憊所引起的憂鬱症狀，只要恢復疲勞，憂鬱症狀消失，就能恢復以前的狀態。

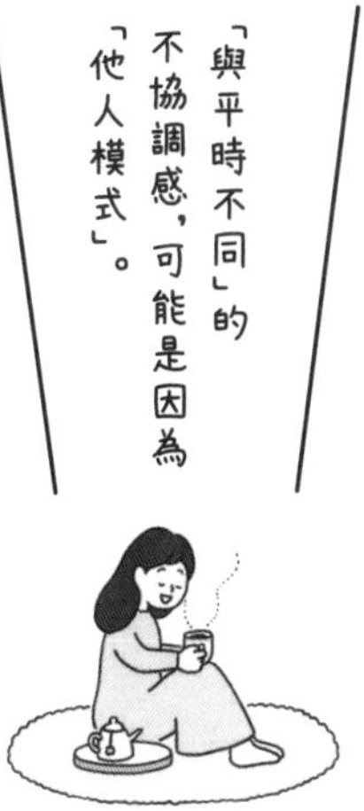

5

憂鬱狀態的5個階段：「不適初期」、「他人模式初期」、「低潮期」、「恢復期」、「康復期」

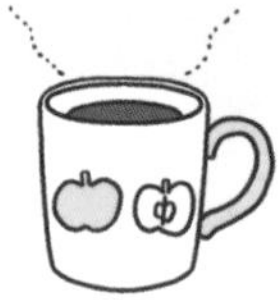

「不適初期」

憂鬱狀態的發展和康復大致分為5個階段。

如文字所述，「不適初期」是指身體狀態因為累積的疲勞而出現變化的時期。

首先會**從患者身體最脆弱的部分開始變化**。例如，肩膀僵硬、腰痛、頭痛加重；容易喉嚨痛的人喉嚨腫起來；異位性皮膚炎惡化等各種不適。

許多人還會出現睡眠問題，像是入睡困難、淺眠、一大早清醒後就再也睡不著。

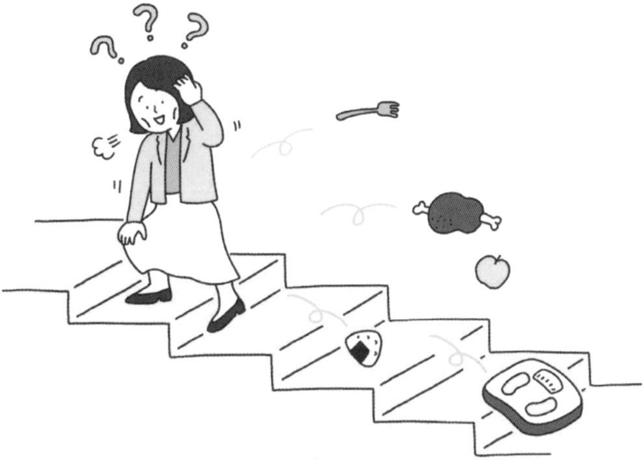

還有不少人胃會覺得不舒服，即便沒有，也會食慾不振。就算勉強進食也不覺得美味，當然，體重會因此逐漸下降。

不過，以年輕人的情況來看，有很高比例的人會為了從痛苦的感覺轉移注意力，過度攝取甜食。這類的人則是因為高熱量攝取導致體重會增加。

有些人因為既無法取得良好的睡眠又沒有攝取充足的營養，逐漸喪失專注力和記憶力。例如看報紙時，眼睛明明盯著文字，大腦卻無法解讀出意思；明明是工作時間，卻一直發呆或是回覆電子郵件的速度不夠及時。大部分的人都形容當時的狀態像是「大腦朧罩著一層霧」。無法消除疲勞身體會感到倦怠沉重，行動將變得愈來愈困難。光是想到「必須要完成○○」就會覺得疲憊。

然而，大部分的人，在這個時期都尚未出現緊迫逼人的精神症狀。面對身體的各種問題，會以自己的方式來處理，但效果並不佳。這個時期還處於想要努力的話，就還能夠加油的狀態，所以會不自覺地在公司或學校勉強表現得很有精神，或是像平時一樣行動。

「他人模式初期」

如果在「不適初期」的時期，沒有及時消除疲勞，就會邁入「他人模式初期」。身體的不適會繼續惡化。長時間的失眠會使人難以正常思考，工作或學習效率降低。失誤和健忘的情況也會更加常見，患者會因此抱有強烈的罪惡感，進而責備自己，例如

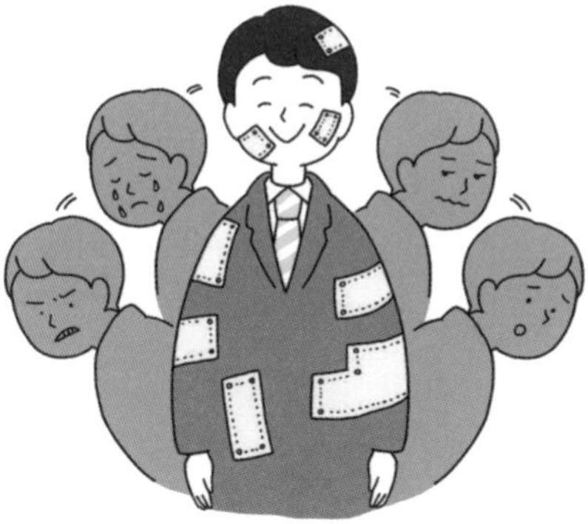

「我怎麼一點用都沒有」、「造成大家的麻煩真的很抱歉」。而且還可能會由於沒辦法完成以前做得到的事情，漸漸地對自己失去信心。

於是，開始在意身邊的人看自己的眼神，想說「我一直麻煩身邊的人，完全幫不上忙，不知道別人會用什麼眼光看我」。遠處的兩位同事只是往自己的方向看了一眼而已，就會認為「他們應該是在罵我吧……」。

因為害怕被他人訓斥、責備，開始躲避他人。心情變得異常煩躁，還會無緣無故地流淚。

表情變化也不再那麼豐富，由於感到疲勞和負擔變得不喜歡洗澡，或是不想洗衣服和打掃。

患者無法控制自己，覺得「自己已經瘋了」、「是不是已經崩潰了」的時期，有時也會表現出「想死」的心情。

不過，即便如此，還是有暫時能夠努力的時候，所以患者會拚命地說服自己「這沒有什麼，單純是心情不好而已，只要堅持下去就能克服」。

自欺欺人地隱瞞精神上的痛苦，使身邊的人難以察覺，這就是所謂的「表面工夫」。這個時期的特徵是，愈是掩飾外在，獨處的時候就愈是疲憊，進而導致身體狀況進一步惡化。

「低潮期」

筋疲力竭，能量逐漸消失殆盡的狀態。

身體的不適越發嚴重，光是生活就相當困難，「想死」的心情也愈來愈強烈。處於沒有力氣爬起來活動身體的狀態。

難以維持社會生活，患者可能會選擇窩在家裡，住院或是在家療養。

「恢復期」

經由治療、休養或調整環境後，症狀開始改善的時期。

身體各功能慢慢地逐一恢復，由於能夠明顯感受到身體狀況正在好轉，狀態比在低潮期好上許多。

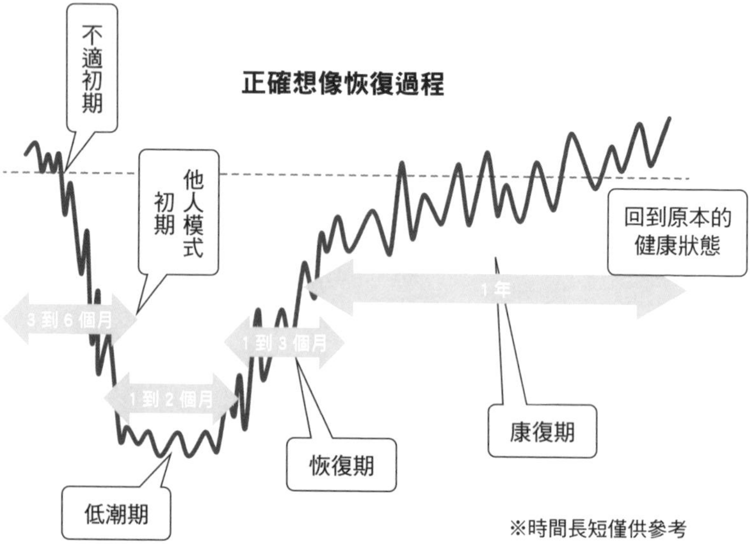

「康復期」

恢復期後，是以回歸社會為目標而行動的時期。身體逐漸好轉，但在感受上，改善的程度不如恢復期明顯，因此會愈來愈焦慮和不安。

如果已經重返職場或復學，這個時期經常會勉強自己，例如「要快點重回原本的狀態」或是「已經造成別人的麻煩了，要快點把事情做好」等，因此，大部分的人又會再度陷入低谷。

能量會隨著反覆的波動而恢復，不過身

邊的人對於患者狀態好的樣子（波動達到頂端）印象相當深刻，所以在他人眼中患者正在順利恢復。

相反地，患者本人會注意到狀態不好的時候（波動達到底端），焦慮感愈來愈劇烈，認為「是不是一輩子都治不好」、「惡化的話是不是又得請假」。**康復期的長度從幾個月到幾年不等**。無論是患者本人還是身邊的人，都得長時間與焦慮不安爭鬥，不過，只要調適好倦怠感，就能夠慢慢地恢復。

在此時期的期間，病症會隨著波動的起伏而逐漸恢復，但即便是在覺得自身好多了的時候，波動偶爾也還是會突然大幅往下。這個時期也是身邊的人開始感到放心、大意的時候，所以患者自殺風險會增加，要多加留意。

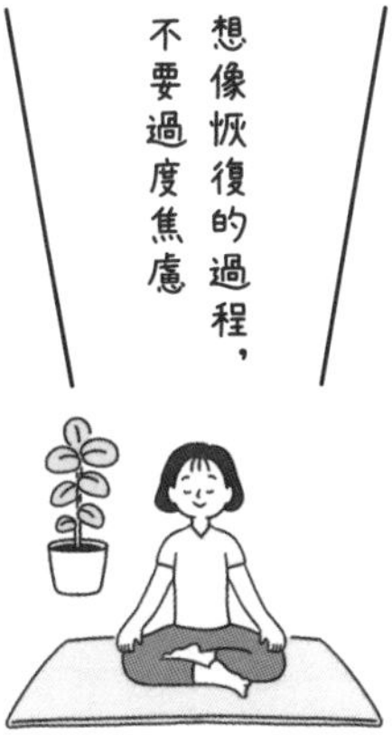

COLUMN

生理現象、流感與憂鬱症的關係

生理期規律與憂鬱的波動

女性的身體本來就存在著一種名為「生理期」的規律。

生理期前和生理期間，荷爾蒙的平衡會發生變化，可能會出現下腹或乳房脹大、頭痛、倦怠感、食慾不振／暴飲暴食、強烈的睏倦感、水腫等身體上的症狀，以及煩躁、憤怒、憂鬱、焦慮、緊張、情緒不穩定等精神上的症狀。

然而，個體症狀差異極大，有人需要治療，有人卻幾乎沒有異狀。因此，女性間可能因無法同理而抱持懷疑、否定，認為是「藉機偷懶」、「太過誇張」，更遑論沒有月經只能根據周遭經驗判斷的男性，甚至可能認為「經痛很正常」、「其他人都可以忍受」、「我媽月經來還在做家事和顧孩子」。但經期與憂鬱症的痛苦都並非肉眼可見的。

請試想一下，生理期的規律與憂鬱的波動重疊時會發生什麼事？單是憂鬱，就讓人感受到2到3倍的難受（P75），如果又加上生理期的不適，那痛苦程度就會增加好幾倍，導致形成「巨大的憂鬱浪潮」。

要降低每個月都會出現巨大憂鬱浪潮的可能性，最重要的是減輕生理痛帶來的不適，建議要接受與生理痛有關的門診治療。

身體狀況不好，是因為憂鬱症嗎？

曾經有1個案例是，從以前就開始諮商的患者聯繫我說「感覺憂鬱狀況愈來愈糟糕」，於是我急忙為她安排諮商。我一邊聽她說，一邊想著「之前憂鬱情況明明有所好轉，怎麼突然會這樣呢？」，結果憂鬱症狀確實比平時嚴重，更加地焦慮、煩躁、絕望。

我詢問她「是從什麼時候開始的？」，她回答「從1週前開始突然變成這樣」，於是我試著問她「可能是因為生理期？」。

結果意外地她竟回答「嗯？是因為生理期嗎？」。進一步詳細詢問關於身體變化的過程中，患者本人也察覺到身體不適是因為生理期，並鬆了一口氣。

罹患憂鬱症而飽受折磨時，往往會不分所以地將心理痛苦歸納為「病情惡化」。

因此，在得到流感和COVID－19等疾病的情況下，也會出現類似的判斷失誤。

即便頭痛、喉嚨痛、肌肉痠痛比平時還要嚴重，甚至還有發燒症狀，也只會覺得「今天比平常還要憂鬱」，並試圖窩在被子裡度過這一天。

有非常多的諮商案例是，在我詢問「那不是流感的症狀嗎？」後，患者去看醫生，最後得到「的確是流感」這種令人哭笑不得的結果。

如果單純是輕微的感冒，或許只要睡一覺就會痊癒，但也有可能是重病。重要的是，不要只是想說「是因為憂鬱症」，忘了也有可能是罹患其他疾病。因此，一定要確實地測量體溫，並盡快就醫。

第2章

了解「憂鬱症」患者的感受和想法

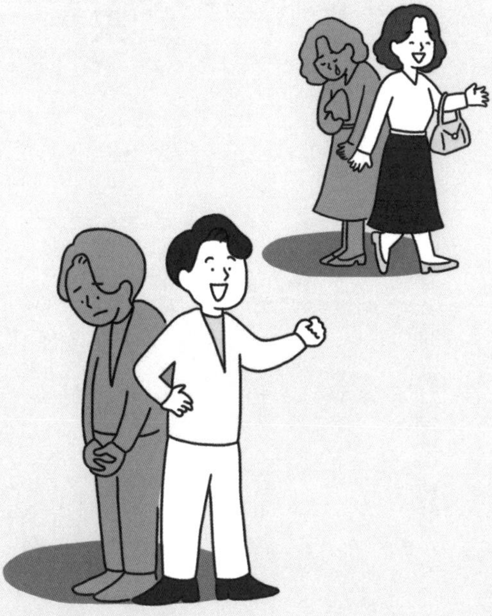

1

大腦一直運轉，無法停下來

陷入憂鬱狀態時無法停止思考和釋放情感

當一個人因為某件事情一直得不到結論，或是無法擺脫消極的想法時，會選擇「暫時不要再想這件事」。

相信各位都有過在轉換心情、睡一晚、和朋友聊天後，腦中出現新的想法，或解決方案的經驗。

所以在看到親人因為想太多而痛苦的樣子，會想要建議對方「如果這麼痛苦的話，不

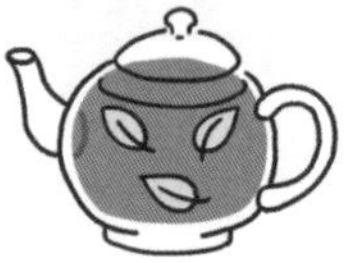

要再想不就好了嗎？」。

然而，**罹患憂鬱症的人，就算想要停下來，也無法「停止思考」**。

在第1章中，已經向各位說明「罹患憂鬱症時，會同時啟動情感機制」。「情感」是為了促使我們採取某些行動的反應機制（恐懼：逃跑、憤怒：反擊／威嚇等）。

這些情感會試圖預測下一次的危險，迫使人們拚命思考對策。因此，在憂鬱的狀態下，即便努力不去思考，並在某一刻覺得成功阻止了自己鑽牛角尖，過不久仍又會想起那件事。

如果是在原始人的時代，經歷生死關頭終於從猛獸的獠牙下逃脫，生命不再受到威脅時，大腦就會判斷說「現在已經不再有危險」，於是就會關閉同時啟動的情感機制並恢復正常狀態。

然而，現代危機是因為疲勞，大腦要花費相當長的時間，才能確認疲勞已經恢復「現在不再有危險」。在此期間，情感機制會維持啟動狀態，也就是無法停止思考。

1個接1個不斷冒出來的不安感

在情感機制中，「不安機制」尤其會促使人「思考」從危險中保護自己的方法。哪怕是日常生活中一些瑣碎的事情，患者也會如下方的例子，開始模擬、預測狀況。

○事件①：朋友沒有回ＬＩＮＥ

↓對方是不是討厭自己

↓之前我不該做○○的

↓對方一定也告訴他的朋友了

↓我會不會被排擠

↓得快點道歉

↓但是就算傳ＬＩＮＥ，對方也不會看

↓現在傳LINE可能會讓對方覺得困擾
↓……（想個不停）

○事件②：收到詐騙訊息
↓對方是不是已經知道自己的住址？
↓是不是有其他壞人也知道了？
↓我的電腦是不是中毒了？
↓通訊錄上的人一定已經受到影響
↓如果被告該怎麼辦？
↓可能會被公司炒魷魚
↓……（想個不停）

或許旁人會覺得「有必要想那麼多嗎？」，但是「不安機制」是對日常生活中發生的事件做出的反應，就好比原始人擔心會危及生命的危險。

因為攸關性命，無法中途停止模擬、預測情況，也不能隨意放棄，直到感覺危險遠離前都會持續下去。

廣告公司企劃部：B先生（30多歲、男性）

B先生這幾個月都苦於失眠。

今天B先生終於提交了之前一直讓人相當困擾的企劃書，但晚上鑽進被窩準備睡覺時，腦中依然還在確認那分提交的企劃書。再加上也很擔心隔天的行程，最後只好離開被窩起來確認行事曆。

在確認的過程中，腦中會接二連三地，永無止盡地一直浮現不安感和擔心的事情，例如「主管如果問○○，那就回△△」、「不對不對，應該回答◇◇會比較好？」、「但是這樣的話，××就會變成□□」。不知不覺地，離起床的時間僅剩2～3小時。

接下來又會因為「至少要睡一下」、「爬不起來該怎麼辦」而感到焦慮。

這種情況持續了1個多星期，連吃飯的胃口都沒有。在家人的擔憂下，順從建議前往就診，結果醫生表示B先生罹患憂鬱症，並要求他請假休息。

「不安機制」就像這樣經常處於運轉的狀態，隨時預防危險。尤其是晚上，因為是「原始人遭受猛獸或敵人襲擊風險較大」的時間段，要加強警戒，會保持清醒，思考不安的事情。

也就是說，**不是睡不著，而是打開了「不睡覺的開關」**。

這種由於不安而「思考」也是憂鬱症的症狀之一。不過，究竟是經過了什麼樣的過程，才會從可以靠意志力停止思考的狀態，轉變為無法停止的狀態呢？

以下將要說明的是，與症狀發展有關的疲勞3階段概念。

2

陷入憂鬱狀態的人處於「3倍模式」

疲勞累積3階段（3倍模式）

在第1章提過，現代人的憂鬱症大多是由疲勞引起。我們將「疲勞」大致分成3個階段（3倍模式）來進行說明。希望各位可以藉此更加了解，憂鬱症隨著倦怠感增加而惡化的過程。

人在精神充沛時、疲勞時或是疲憊不堪時，不僅身心會出現變化，身體的感覺和看事物的角度也會有所改變。

隨著疲勞的累積，會逐漸出現憂鬱症狀。

該變化通常是緩慢且連續，不過為了讓前來諮商的人和其身邊的人更容易想像，我們將這個過程分成3個階段來說明。

第1階段稱為「第1階段疲勞（1倍模式）」、第2階段為「第2階段疲勞（2倍模式）」，第3階段則是叫做「第3階段疲勞（3倍模式）」。這3個階段合稱為第54頁介紹的「他人模式」。

○第1階段疲勞（1倍模式）

簡單來說，第1階段疲勞是指能夠「正常健康」生活的狀態。在工作或學習一整天而感到疲憊時，只要睡個好覺，第2天又能夠精神奕奕地去上班或上學。

在這種狀態下，就算一整個星期都過得很艱苦，只要週末確實得到休息，身心的疲勞就會恢復，讓人禮拜一能夠精神飽滿地上班（上學）。

疲勞累積 3 階段（1 到 3 倍模式）

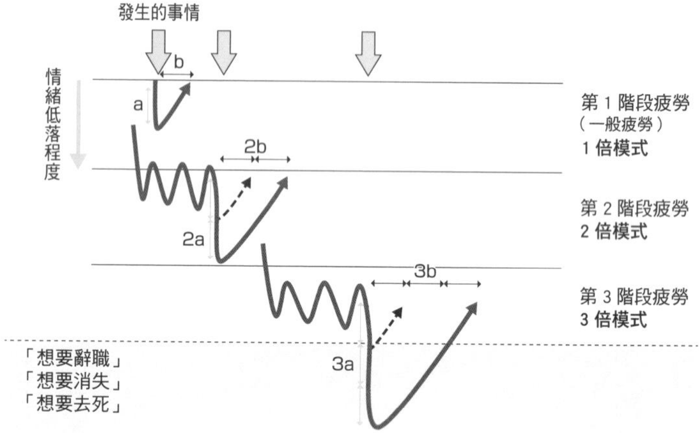

○第２階段疲勞（２倍模式）

從「有點累」轉變為「好累」的階段，僅靠週末的休息，並不足以消除疲勞。在放長達１週以上的長假時確實休息，才能夠稍微緩解疲勞，但很快又會累積疲勞，可以說是始終處於累積疲勞的狀態。

如果將第１階段疲勞的倦怠感稱為ａ，恢復時間為ｂ，那進入第２階段疲勞後，面對相同事情的疲憊感會是２倍（２ａ），恢復時間也要花費２倍（２ｂ）。

在第２階段疲勞中，開始出現身體上的症狀，例如即便感到疲憊，也難以入睡或是變得淺眠導致無法熟睡、食慾不振、身體不適等。

同時精神狀態也會出現變化，像是自信心下降，或是總覺得自己不夠努力，以及害怕周圍的視線等。

◯第3階段疲勞（3倍模式）

到了此階段，已經呈現「疲憊不堪」精疲力竭的狀態，除非讓身心休息很長一段時間，要不然完全無法消除疲勞。

面對相同事情的疲憊感會是3倍（3a），恢復也需要3倍的時間（3b）。在第3階段疲勞的狀態下，各種身體和精神症狀會惡化，也會愈來愈不安。甚至產生「想要結束一切」、「沒有自己會更好」等想法。

在1倍模式下工作8小時的疲勞，在2倍模式下會感受到相當於工作16小時的疲勞。在3倍模式下，則是會覺得疲勞到好像工作連續24小時。因此，光是通勤，更確切地說只要想到「必須去上班」就會讓人感到疲憊不已。

容易受傷的程度也是3倍模式

不光是倦怠感，內心還比別人脆弱1到3倍。

舉例來說，早上抵達辦公室，向隔壁同事道「早安」時，隔壁同事已經開始工作，忙得不可開交，急急忙忙地打著鍵盤，沒有任何回應。

如果各位現在是1倍模式，可能會想他看起來好忙，可能太過專注沒有聽到」，說不定還不會將這件事放在心裡。

然而，如果是2倍模式，就會覺得「被無視了」而感到受傷。

若是3倍模式，不只是感到「被無視」，還會認為「大家都討厭我」、「大家都希望我辭職」。

在進行諮商時，當我認為對方是處於3倍模式時，只要詢問他「假設遠處有2位同事在聊天，他們如果朝你看了一眼，你會覺得他們是『在講自己的壞話』嗎？」，幾乎所有人都會回答「對，常常會這麼覺得」。

這些進展到第3階段疲勞（3倍模式）的人，不僅會感到3倍的疲勞，日常的一切還很容易遭受到3倍的傷害，神經3倍的緊繃，凡事都會多想3倍的量。

經常會在1倍模式到3倍模式間轉換

在第1章中，我們將憂鬱症狀的發展，分成「不適初期」、「他人模式初期」、「低潮期」、「恢復期」、「康復期」這5個階段。

請將「不適初期」到「低潮期」這3個階段理解成從1倍模式到3倍模式的過程。而「恢復期」、「康復期」這2個階段則是從3倍模式到1倍模式的過程。

不過，由於憂鬱症的波動幅度相當大，無論是在5階段的哪一個時期，都有可能在

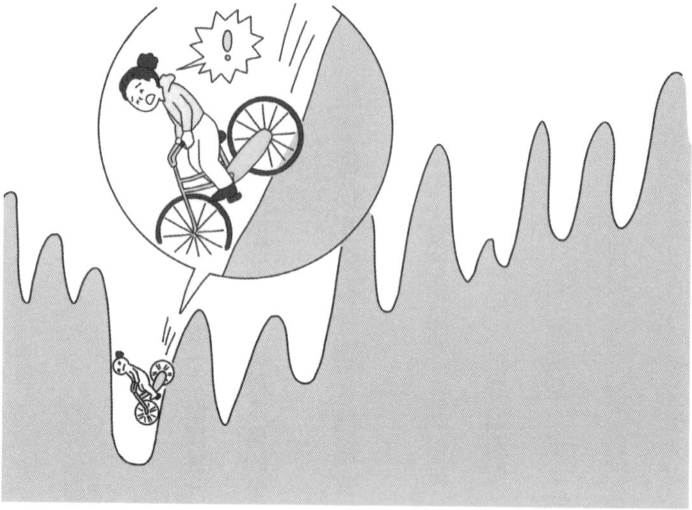

短期內發生劇烈的變化，例如今天是3倍模式，明天突然轉變為1倍模式。

因此，不僅要了解主要症狀的發展過程，還要仔細掌握患者從1倍模式到3倍模式是什麼樣的狀態。即便患者已經進入康復期，如果今天是3倍模式的狀態，就必須中斷康復訓練，妥善地休息。

3

工作量只有平常的6成也會覺得「工作好多都做不完！」

都減少工作量了，為什麼還做不完呢？

憂鬱症是身心能量低迷，疲勞不堪的狀態。

舉例來說，第1階段疲勞的能量接近100％，第2階段疲勞會減少到30％，到了第3階段疲勞則是會降低到20％。

能量接近100％的人，可以不費吹灰之力地完成60％左右的工作量，畢竟做完後還剩餘40％的能量。

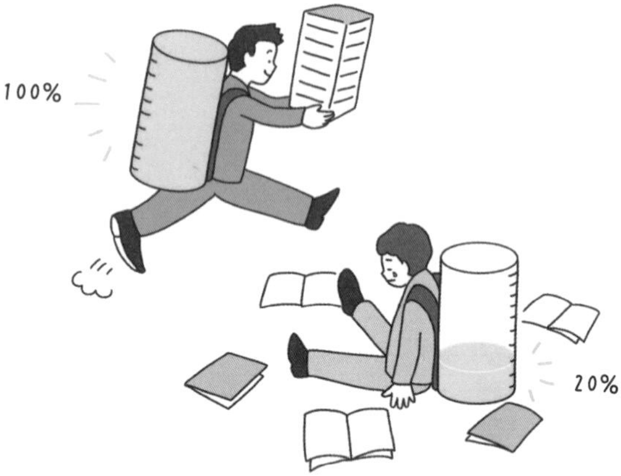

然而，相同的人如果只有30％的能量，卻要完成平時60％的工作量會怎樣？

對這個人來說，工作量是現在能量的2倍以上，換句話說，必須加倍努力，花費2倍時間才能夠完成。若是每天得如此努力地工作，負擔會相當龐大。

假設那個人只剩20％的能量，健康時的60％工作量會帶來3倍的負擔。換言之，相當於是在做3人份的工作量。

換言之，罹患憂鬱症的人，不是依照那個人健康時或是他人的標準來決定工作量，而是必須根據憂鬱症所處的階段（模式）來衡量，但要做到這點其實相當地困難。

看起來很有朝氣，工作也能如期完成，卻還是罹患憂鬱症？

「平常工作都能如期完成，總是笑容滿面，開朗有朝氣，卻突然因為罹患憂鬱症申請留職停薪，短期內無法來公司上班」各位身邊有這樣的人嗎？

我們認為憂鬱狀態大致上有以下 3 個特徵。

- 能量低迷
- 低迷的能力會出現「波動」
- 由於能量低迷導致「情感、思考以及身體狀況的變化」

即便是第 1 階段疲勞（身體狀態良好），也會出現明明沒有發生什麼特別的事，但根據當天的情況，身體狀況和心情出現變化，例如「不知道為什麼有點不舒服」、「總覺得心情很差」。

這個變化我們稱之為「波動」，在進入第2階段疲勞時，此「波動」的幅度會變大。

在第2階段疲勞的狀態下，因為睡不著，也沒有攝取足夠的營養，可能會精神渙散，犯一些小錯誤。

進而對自己感到厭倦，對身邊的人感到抱歉，連自信心都會下降，懷疑「自己是不是沒有能力」。

也就是開始出現憂鬱症狀。

不過，能量並沒有完全耗盡，因此可以用「其他人都在努力」、「我還能繼續加油」、「必須振作」來激勵自己，並竭盡全力設法發揮出與第1階段疲勞相同的能力，取得相應的成果。

然而，實際上是用2倍模式完成的，努力的過程中，會感到2倍的疲勞，消耗的能

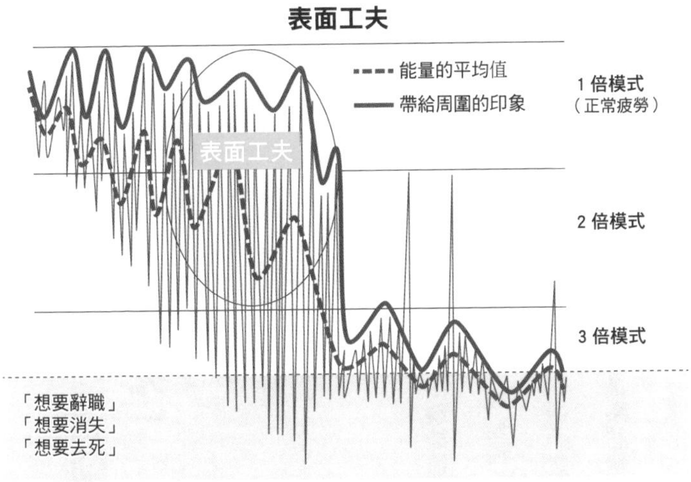

量當然也是2倍。

所以相較第1階段，活動量會大幅下降。回家後突然感到疲憊，只想窩在沙發上，澡都不洗就直接上床睡覺，或是懶得吃飯，只喝點酒配下酒菜就解決一餐。

像這樣**努力將表面維持在良好狀態稱為「表面工夫」**。

起伏的幅度愈大，消耗就愈多，最終容易陷入能量耗盡的第3階段疲勞。

一旦發展到第3階段，就再也無法靠毅力完成，因此會忽然無法工作。這就是突然進入「意志消沉」狀態的原因。

4

憂鬱的波動與命運的波動重疊時，極有可能會「想去死」

苦於憂鬱的波動

正如先前所介紹的，**憂鬱症會出現能量的「波動」**。

此波動會在1天中發生變化，或是每天有所差異，例如「早上狀態不好，但到了傍晚就恢復平穩」、「昨天的狀態明明很不錯，今天卻覺得不太好」。

而且**無法事先預測這波變動會是突然朝著好的，還是壞的方向**。

由於沒辦法自己控制，如果狀態惡化，患者本人和身邊的人都會擔心「會不會變得更

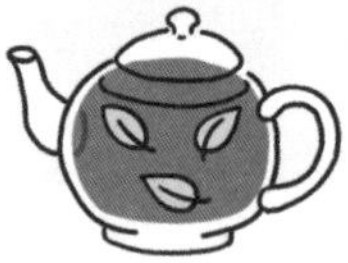

糟？」、「會不會回到跟以前一樣糟的狀態？」、「會不會都好不了？」。

此外，**身邊的人更容易看見波動的上半部（充滿活力的部分），往往會對患者表示「狀態好像變好了」、「看起來好多了」，但是患者感受到的卻是波動下半部（意志消沉的部分），進而苦於雙方之間的想法差距。**

這個現象一般在康復期尤其明顯。

加上命運的波動

每個人的一生都會遇到各種事情。

例如，從升遷、結婚、生育、買房等好事，到生病、出事故、職場霸凌、離婚、資遣等不太好的事情，會有許多經驗。發生這些事件的時機稱為「命運的波動」。

當憂鬱的波動與命運的波動重疊，就會形成滔天巨浪。

如果再加上憂鬱症惡化，正處於第2或第3階段，那這個巨浪也會對患者造成2、

3倍的衝擊。

假設患者在開車去上班的路上，撞上前方的車引發事故。

幸好只是擦撞而已，並不是什麼大事故，但在發生事故的當下，會受到極大的衝擊，覺得「糟了！」。在這個狀態下，患者會一邊向前方那台車的司機道歉，一邊打110報警。

在等待警方到來的期間，也要捱住周圍的人的目光，所以不僅是愧疚感，也會感到無力，覺得「為什麼會遇到這種事」。

同時必須聯繫公司，告訴主管自己會遲到，但是在打電話告知情況時，若是受到主管嚴格地教訓，自責感和無力感會進一步擴大。

完成了做筆錄的手續後，接著還要煩惱對方的車子該怎麼修理，自己的車也得進廠維修，得聯絡保險公司。

維修期間不能開車，要利用其他不熟悉的通勤方式上下班。也許會出現通勤時間延長，或得在中途轉車等不便的情況。還可能因為額外的支出，受到家人的責備。

與憂鬱症不合的事件

- 工作調動、出差、旅行
- 輪班制度
- 使用體力的活動
- 遇到跟蹤狂、被欺負、受到家暴
- 吵架、生氣、不安、不太開心的事情
- 幫助他人
- 面對他人（接待客人、處理客訴、業務、報告）
- 責任增加
- 新工作
- 有時間限制的工作
- 無法吃飯
- 犯下《輕犯罪法》的事情好像要被發現
- 信賴的人或摯愛的寵物去世
- 氣候變化、颱風季節、酷暑
- 休假日、春節、中元節與盂蘭盆節、聖誕節
- 東西不見

用顯微鏡看一件事，就會消耗許多能量。如果是第1階段，大概就是抱怨1句「也太辛苦了吧！好累啊～」就結束了。但若是第2、3階段，就會感受到2、3倍的疲勞。

一旦與上述事件重疊，患者又處於憂鬱症症狀的無力、自責、不安、社交恐懼等狀態，全部的症狀或恐進一步惡化。

這些會讓處於憂鬱狀態的患者，症狀惡化的事件統稱為「與憂鬱症不合的事件」。

命運的波動在遇到「開心的事情」也會消耗能量。

例如，各位在買房子時心情如何呢？

因為是生平第1次要買這麼大件的商品，所以會花費好幾個月到好幾年，每個周末都會去看樣品屋和待售屋。

此外，還會估算家庭收入能夠購買價格多少的房子，隨著孩子的成長每個月能支付多少貸款。

好不容易決定購買感到如釋重負，但接下來的道路又是另一困難。

為了準備搬家，必須一邊維持生活和工作一邊整理行李，還要著手處理孩子的轉學事宜，並前往相關機關、瓦斯、自來水、水電公司辦理手續。

準備搬往的地方也要辦好相同的手續，如果不盡快打開行李，將無法過正常的生活。

好不容易整理好新房，還得花費時間適應新環境。

買個小東西，要在陌生的超市裡尋找想要的東西，不知道哪1間診所的評價比較好，而且與鄰居打交道也需要能量。

即便身邊的人都說「買了房子真棒！」、「好羨慕喔！」，也會因為長時間消耗能量而筋疲力盡。

當憂鬱的波動處於3倍模式時，如果再加上這種命運的波動，憂鬱和命運的痛苦程度也會以倍數成長。有時甚至會增加「那還不如消失」、「好想死」的情感慾望（症狀）。

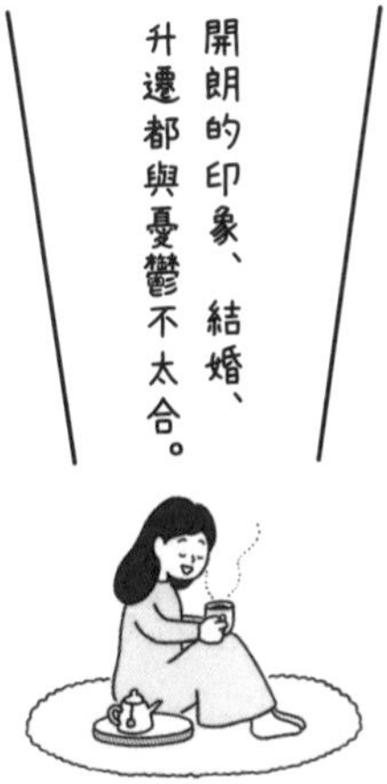

5

因為「做不到」、「我好爛」、「沒興趣」帶來的無力感而失去自信

憂鬱症患者的「4個痛處」

第1章介紹了「憂鬱症狀5＋5」，其中有4項尤其令患者痛苦，分別是覺得**「自責感（罪惡感）」**、**「無力感（沒有自信）」**、**「不安、焦慮、後悔」**、**「倦怠感（負擔感）」**，我們稱之為「（憂鬱症患者的）4個痛處」。

這「4個痛處」也是導致憂鬱症容易惡化的因素。

疲勞是現代人憂鬱最主要的原因，但並不是說跑馬拉松的人會得憂鬱症。

當疲勞累積，且偶爾同時出現自責、無力、不安時，狀態往往會朝向憂鬱發展。

COVID－19疫情時，許多人出現憂鬱症狀，因為長期持久變化、忍耐所造成的消耗中，很容易籠罩在可能罹患COVID－19的不安、覺得得病後無法應對，自信心下降、內心充斥也許會傳染給他人的自責感等的情況。

一旦陷入憂鬱狀態，接著就會困在這4個痛處的牢獄中。即便向身邊的人訴苦，他人也很難理解（產生共鳴）。

如何處理4個痛處是治癒憂鬱症的重要一環。接下來，我們特別針對「無力感（沒有自信）」來進行解說。

第1種無力感

「無力感（沒有自信）」分成3個種類。

第1種無力感是「做不到」。

例如，有什麼做不到的事情，像是「鋼琴彈不好」、「學不會游泳」、「算術都算不出答案」等，人的內心就會產生無力感（沒有自信）。

一般可以用其他「做得到的事」來彌補無力感，例如「鋼琴彈不好，但擅長唱歌」、「學不會游泳，但在球類運動上很活躍」、「不擅長數學，但是寫得一手好字」等。

然而，如果處於憂鬱狀態，就會感到疲勞，導致身體狀況不好，大腦無法順利運轉，甚至連原本會做的事情都做不到。

結果，原本只是部分事情產生的無力感往往會發展全體性的無力感，例如「我什麼都不會做」、「我做什麼都做不好」。

第2種無力感

第2種無力感是「自己完全崩壞（軟弱）」的無力感。

這種無力感來自於對自己的身心沒有什麼自信，或者自己所相信的世界坍方，前方一片黑暗看不見未來。

例如，足球選手受重傷無法再踢足球、鋼琴家手指受重傷不能再彈琴，僅僅是失去過去自豪的能力，就可能會認為「我已經完蛋了」、「我活不下去了」。

同樣地，因為憂鬱狀態無法控制自己的情感或身體的狀況時，會感到「自己完全崩壞」，或是和身邊的人相比，覺得「只有自己這麼軟弱（跟不上他人）」。即便是是沒有遇過太大的挫折（第1種無力感），也會導致整個人陷入無力狀態。

第3種無力感

第3種無力感是「沒有人願意保護我」的無力感。

我們人類沒有可以作為武器的鋒利獠牙，也沒有強而有力的爪子，皮膚也沒有覆蓋具有保護作用的毛皮或鱗片。

如此脆弱的人之所以可以從原始時代勉強生存下來，是因為與同伴一起集思廣益和相互幫助，發揮了「群體」的力量。在原始時代，只要脫離或是被趕出「群體」，就表示「死亡（無法生存）」。

在現代，脫離群體並不表示會馬上「死亡」。

然而，當陷入憂鬱狀態，在理性機制停止運作的同時，情感機制會一併啟動，導致覺得「沒有同伴」、「沒有願意理解自己的人」，進而會讓人走向「死亡」。

無力感帶來的變化

處於憂鬱狀態時，會變得無法完成以前做得到的事情，例如家事或簡單的工作（第無力感）。再加上沒辦法控制自己的情感和身體，失去自信，覺得自己是不是已經完全崩壞？是不是就這樣愈來愈糟糕？（第2種無力感）。

而且會認為「周遭的人可能會想說自己是在『撒嬌』」、「可能在罵自己『不夠努力』」（自責、負擔），導致無法休息或冷靜（不安），從而更加逼迫自己。

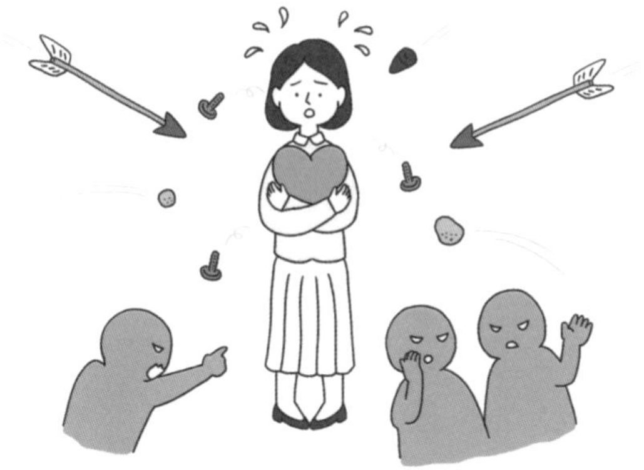

在這種情況下，如果沒有人願意理解自己（第3種無力感）……。

腦中就會出現，「沒有人需要這樣的我」、「我被拋棄了」、「沒有我的容身處」的想法，使人完全陷入無力感，覺得「那還不如死了算了」。

成為對方的同伴，就能緩解無力感

一般來說，陷入憂鬱時會感受到第1至第3種的無力感，並喪失自信。

對於「沒有自信」的患者，周圍的人會設法幫助他增加自信，以重拾信心。

患者本人也會心生期待「這麼做的話搞不好我就會有自信……」，然而，即便他努力嘗試並順利跨越挑戰，常常都會覺得「只是運氣好而已」。甚至會因為努力而感到疲憊，導致憂鬱症進一步惡化。

要幫助處於憂鬱狀態的人，最重要的是增加第3種自信。

深知憂鬱狀態會使思考偏差的人，不會指責患者，會認真傾聽他們的想法。透過這樣的應對方式，會讓患者覺得「有人願意理解自己」、「有願意守護自己的人」。接下來，我要針對前面介紹的疲勞進行說明。

面對覺得「自己可能已經崩壞了」的患者時，向他們表示「不是的，只是太累了而已，只要好好休息，就能恢復到原本的狀態」，就能增加第2種自信。在此基礎上，將注意力放在現實面的問題上，1個1個地完成做得到的事情，逐漸取回第自信。這是當因憂鬱症喪失自信後的恢復過程。

第3章

與「憂鬱」共處時，必須知道的8個重點

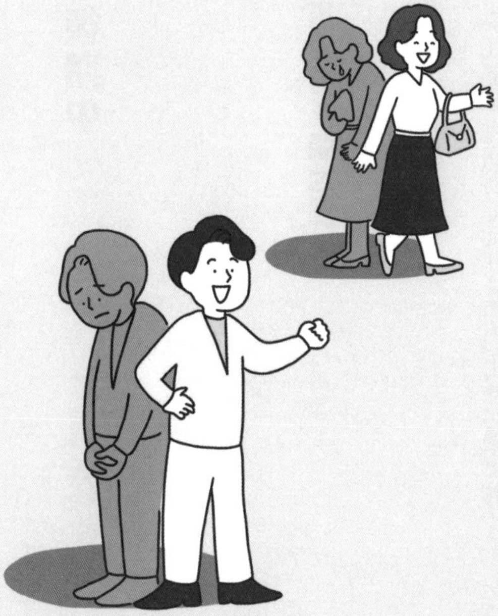

1

取得1張能夠在漫長的恢復期中幫助自己的地圖

前往未知地點的長途旅程時必須要有1張地圖，以便安全地抵達目的地

憂鬱症的康復之路就像是初次登山一樣。

從山腳下可以看到山頂，儘管知道「只要往那個方向前進就好」，但是真正邁出腳步往前進時，不慎就會在茂密的樹林中迷失方向，不知道現在在哪裡，距離山頂到底還有多遠。

再加上，山區的天氣多變，也有一些容易使人走錯路的岔路。

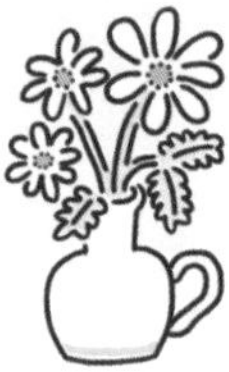

同時，天色漸暗，不知不覺中甚至連自己在哪裡都不知道，完全無法挪動腳步。

在這種情況下，如果有1張「地圖」，上面標有自己在哪裡、危險地點的路線、能夠暫時休息的山中小屋等訊息，會怎麼樣呢？

可以提前躲避危險、在必需通過的地方仔細注意周遭。知道容易絆倒的地點或是到山中小屋的距離，就能考量當天的身體狀況和體力，有時候也可以選擇「不往前走」。

相反地，如果沒有這些情報，可能會焦急地朝著錯誤的方向前進，最終遇難。

從憂鬱中恢復所需要的時間比各位想像地更久。

這是確保康復的必要時間，也是和初次爬山一樣，與不安和焦慮持續交戰的時間。

因此，本章要介紹給各位的是，在照顧患者時，希望患者本人和其身邊的人必須知道的內容。也就是說，要讓各位了解可能會跌倒的地方，以及幫助患者克服困難的技巧和知識（地圖）。

2

憂鬱的浪潮經常會在清晨時襲來

早上出現憂鬱症狀會相當地痛苦

早上醒來後，各位會先做什麼呢？

有些人會先去廁所，有些人會先刷牙漱口，也有人會做伸展操放鬆身體，或是先喝1杯水，還有人會打開窗戶，晒晒早晨的陽光。早上醒來時，大部分的人都會感到神清氣爽，並準備好迎接新的一天。

像這樣的普通早晨，與在憂鬱狀態下迎接的早晨有什麼不同呢？

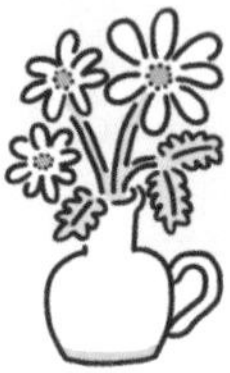

在守護親人時，要注意的重點之一是，處於憂鬱狀態時的早晨有多麼得痛苦。

早上的憂鬱狀態，其實是從前一天晚上延續到隔天。一旦陷入憂鬱狀態，理性機制會停止運作，而且「情感機制會一起啟動」。於是，為了避免在「以動物的角度來說相當危險的夜晚」睡著，意識模糊的大腦會不斷地產生不安感，並且也會持續不斷地模擬各種危險。

回憶今天發生的事情，盡是後悔和反省，並不斷地責備自己。即使思考隔天的事情，腦中浮現也只會是遭到主管的責罵，或受到同事的嘲笑。照理說「主管和同事都不是那種人」，但不管怎麼想都覺得他們討厭自己。

最後終於開始有睡意，不過大腦卻因為警戒心變得敏感，一些細微的聲音都會使人醒來，完全無法進入深沉睡眠。

愈是想著「如果不快點睡著，明天又會很難熬」愈是睡不著。

等到注意到時，發現離鬧鐘響僅剩兩個小時左右，接下來又會想說「如果現在睡著的

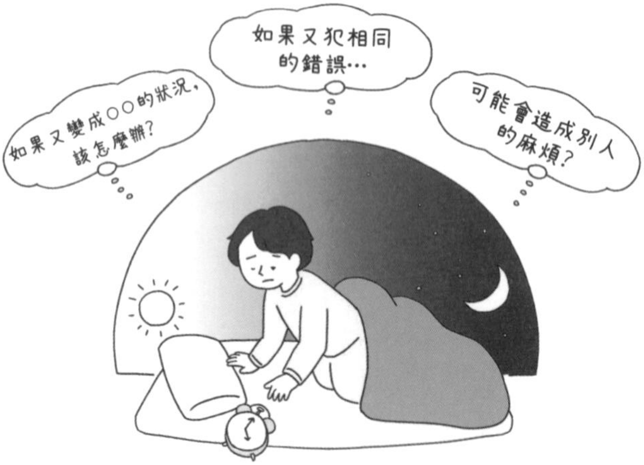
如果又變成○○的狀況，
該怎麼辦？
如果又犯相同
的錯誤…
可能會造成別人
的麻煩？

話應該爬不起來吧」、「遲到的話又會挨罵」，導致因為太過害怕而睡不著。

黎明時分，大腦由於一直沉浸於不安中而疲憊不堪，身體因缺乏水分和營養而筋疲力盡。疲勞沉重地像鉛一樣黏在身上，困倦地起床讓人感到痛苦。肌肉緊張僵硬，不僅胃痛還感到噁心想吐。

一想到要拖著這樣的身體去上班，就會湧出「我沒有任何用處」、「只會造成他人麻煩」、「沒有人願意理解我」等想法。

這種憂鬱狀態的痛苦波動，會在清晨時襲來。

早上的巨浪

日本警察廳的自殺人數統計數據顯示，凌晨4點到6點是自殺人數最多的時候。

正如先前所說的，這是因為**對於即將開始的1天感到的焦慮和負擔，以及與「今天又必須努力1天」的絕望感相似的負擔感襲來**。

若再加上昨晚大量飲酒導致的宿醉，麻痺了對死亡的恐懼感，甚至可能會在巨浪中捨棄自己的生命。

這種「某件事即將開始之前的痛苦」也會出現在長假之後，例如暑假或春假。

生活中「該如何守護」抱持著這種痛苦的親人及朋友，我們將會在第4章為各位進行詳細的介紹。

3

要改變習慣，就必須歷經400次

了解努力的標準

在漫長的憂鬱症康復期間，在打算努力做點什麼預防惡化時，患者和身邊的人都會想說「必須改變什麼」、「想要改變」。

不過現實是，「改變」必須需要能量，基本上在憂鬱狀態下很難有所變化。另一方面，也不是說完全不可能改變。

如果認為「完全不會改變」，那就會毫無希望。不過，想著「馬上就會有所改變」，又

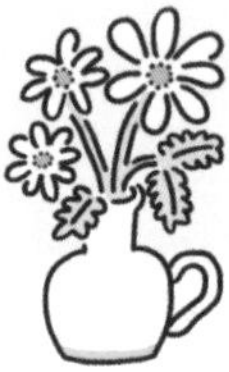

會對實際上沒有改變的自己幻滅，並責怪自己，進而感到痛苦。

重要的是要有一定程度的標準，了解必須要經歷多少次才能看到變化。接下來，我要介紹其中一種標準，也就是40次、400次原則的概念。

因COVID-19改變的習慣

要改變已經養成習慣的事情並不是件容易的事。不僅需要強烈地想著「想要改變」、「必須改變」，還必須具備在一定期間內決不放棄的毅力。

在爆發COVID-19疫情這幾年，全世界的人可能都養成了一些習慣，包括戴口罩、洗手和手部消毒。

日本人以前為了預防流感和因應花粉症而戴口罩，但這只是某些季節才會做的防護措施，並不會一整年都戴著口罩。

一般也不會回家後洗手，或是抵達一個地方就消毒雙手。

然而，在疫情擴散後，在不知道傳染病的真面目，還在摸索預防方法時，開始知道「戴口罩」、「洗手」、「消毒雙手」有效果後，為了不讓自己、家人和身邊的人得病，不得不接受外出時一定要戴口罩、回家洗手、抵達目的地消毒雙手的生活。

起初，不少人會因為不小心忘記洗手而被家人訓斥，或是忘記戴口罩，只好在購物時用手帕摀住嘴巴，但過了半年左右，這些習慣已經完全融入生活中。

自衛隊是改變習慣的專家

隨著COVID－19的出現，促使人們改變生活習慣的強烈動機是「危及性命」，因此才能逐漸融入生活中。那如果是在不會危及生命的情況下呢？

學生時代想說「早上○點起床唸書」，但從來沒有成功過、想說「明年我要每天打掃房間」，但不知不覺中，房間已經亂成一團。應該有很多人在試圖改變習慣的過程中受挫不少次吧？

換言之，從根本上來說，改變習慣其實不是件易事。

不過，有1個組織能夠在短期內改變習慣。

那就是日本的自衛隊。

自衛隊會在2到3個月內（根據情況也有1個月的情況）讓新入隊的人養成各種習慣，例如「敬禮」、「向右轉」、「前進」等基本動作，以及遣詞用字、整理床鋪、維持整潔、飲食、洗澡禮儀等。

在擁有的經驗、生活環境都不同的人初次見面，並一起生活的過程中，不知不覺原本各不相同的生活習慣已經統一，每個人都成為了優秀的自衛官。

而且這種習慣在退休之前，甚至在退休後也會一直維持。

這些**「改變習慣的專家」所保有的訣竅就是「經歷400次」**。

經歷400次，初次改變習慣

入伍後，一開始先進行的是「基本動作」訓練。

「基本動作」是身為自衛官最基本的基本功，不過在入伍儀式上就必須立即做出基本動作，所以從入伍到入伍儀式約1週的時間內，要進行全面的訓練，以便讓新入伍的自衛官能夠做到最低限度的動作。

入伍儀式後，為了養成舉手投足都能夠標準優美的習慣，會不斷地反覆練習敬禮時的角度、手臂位置和舉手的速度。

如果動作出錯（不標準），教官會嚴格指導，測量角度並進行示範，直到能夠做出完美的動作為止。

同時也必須自主練習。只要一有空，就要照著鏡子練習，並與同期的自衛官相互督促。「向右轉」、「向左轉」、「行進訓練」等其他基本動作也是如此。

1天內不斷反覆，做錯就改正、做錯就改正，直到能夠完美完成為止。即便如此，隔天依然還要接受指導。

每天都過著這樣的日常，大概經歷400次後，才會慢慢地形成「習慣」。

如果這是個慘烈的失敗，那在失敗第40次，身體就會記住。

要改變，必須要有400次的經驗或40次的慘烈失敗。

這就是所謂的「40次、400次原則」。

抱持著「尚未失敗40次」的心情來守護

在憂鬱的狀態下，即便患者努力想要改變生活習慣，也會因為倦怠感（負擔感）難以付諸實行。**他們會抱持著「失敗的話應該會挨罵」、「反正這次一樣不會成功」的不安感，以及再次面臨失敗時的罪惡感、無力感所帶來的3倍傷害而努力**。

看著親人如此痛苦時，**請以「還沒有失敗40次」的心情來守護他們**。

4

理解至少會有40次「觸底」的經歷

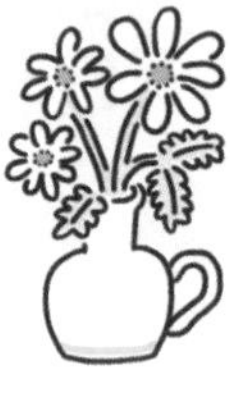

從憂鬱症中恢復健康的過程並不順利

鼓起勇氣去看醫生，結果醫生診斷為憂鬱症，並開了藥。

這樣一來，患者本人和身邊的人應該都會稍微鬆了一口氣，覺得「之後應該會順利地恢復健康吧！」。

然而，現實是，憂鬱症並不會一直朝著好轉的方向發展。就如同之前在第62頁介紹的，**憂鬱症的恢復期相當長**。

畢竟憂鬱症不是感冒而是骨折。

更何況，如果是腳骨折，可以利用X光來檢查骨頭的情況，傷疤會逐漸淡化，疼痛也會慢慢地消失，所以就連自己也可以感受到身體有在恢復，然而，憂鬱症並非如此。

憂鬱症在恢復的過程中也會有波動

憂鬱症的病情會有上下的波動。尤其是在恢復過程中的第2階段疲勞（2倍模式），有時狀態會像第1階段疲勞（1倍模式）一樣理想，有時能量則是會突然下降到等同於第3階段疲勞（3倍模式）。

即便是恢復良好，已經到了第1階段疲勞（1倍模式），偶爾也會出現波動大幅下降的情況，就連患者都會覺得「狀態又變差了」、「是不是永遠都好不了」，或是因為原本以為自己已經恢復而深受傷害，認為「如果這麼痛苦，那我不如消失算了」。

在患者身旁守護的人，也會因為親人痛苦的樣子而受到衝擊，進而責怪自己「我是不是做得不夠多？」、感到擔憂「是不是其實根本沒恢復」或是感到負擔「是不是又要過著痛苦的日子」。

事實上，**這是憂鬱症康復過程中的「正常現象」，患者會反覆經歷痛苦的波動，逐漸走向痊癒之路**。

在觸底經歷中培養嶄新的自己

「觸底經歷」是指承認「靠自身的努力什麼都做不到」的經歷。在依賴症等「觸底經歷」中，實際的生活崩潰、遭家人拋棄，直到「掉到谷底」的狀態，才會完全死心（旁觀），生活才有可能得到改善。

就憂鬱症而言，即便現實生活不至於崩潰，在受到波動反覆影響，接受這個波動而「放棄」現有的想法，所感受到的痛苦程度並不亞於前者，因此稱為「觸底經歷」。

在憂鬱症的恢復過程中，建議做好心理準備，抱持著至少會出現40次「觸底經歷」。

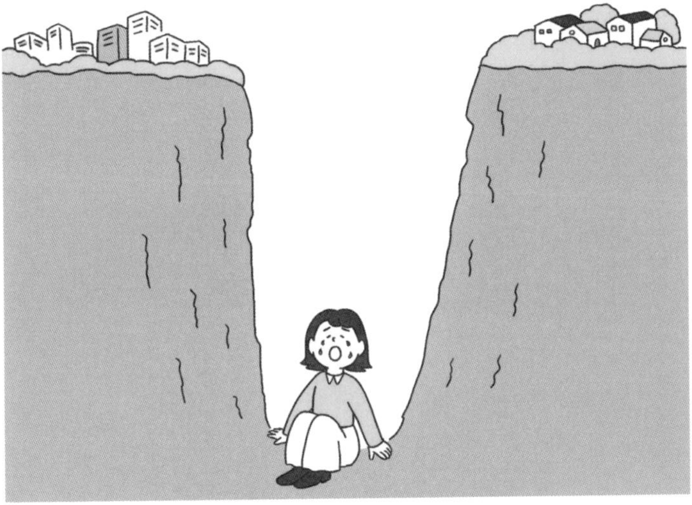

舉例來說，恢復到可以外出的程度後，時隔許久出門購物時，偶然遇到不擅長應付的鄰居，回家後感到身體不適。或是在花粉的季節因為花粉症頭暈、鼻塞，難以入睡，進而使憂鬱症狀惡化。在這些情況下，患者會責怪自己「如果我沒有出門就好了」、「如果我做好花粉症的防護措施就好了」。

然而，也有可能無論本人怎麼努力，都無法阻止的時候。即便什麼都不做，一直窩在房間裡，該感到的沮喪也還是會襲擊而來。

任何人都不想經歷這種事，但請抱持著，每個人都會經歷40次觸底經歷的想法。

藉由該經歷，患者和身邊的人都能夠接受「自身的努力毫無用處」。這是各位都必須習得的覺悟。

將先前介紹的400次、40次原則套用於此，相當於是40次巨大衝擊的經歷。可能對身邊的來說很小的事情，但對處於2、3倍模式的患者來說會是相當印象深刻的經歷。

如果沒有罹患憂鬱症，就不可能經歷40次這種挫折感。

經歷痛苦的事情後會有2種人，是一直活得很害怕的人，另則是以此為糧食活得更堅強的人，後者的力量稱為「心理韌性（Resilience）」。也就是說，從憂鬱的痛苦體驗，經歷40次的學習，就會脫胎換骨，成為嶄新的自己。

這就是所謂的心理韌性。

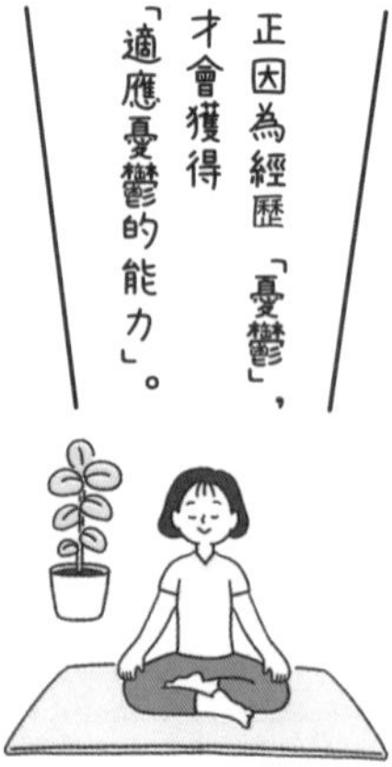

5

喝酒、逛社群網站、購物頻率異常高時要注意

了解患者本人的應對法（執著）

處於憂鬱狀態時，自責感、無力感、不安感、疲勞（負擔）感，「這4個痛處」帶來的痛苦會增加，患者為了排解這種痛苦，會自己設法應對。

大部分是採用一直以來緩解壓力或轉換心情的方法。

健康的時候，這些方法很順利就能達到效果。但在周圍的眼裡會覺得，現在處於憂鬱狀態的患者「因為做了那些方法，憂鬱症才會惡化，但本人還是不聽勸，死不放棄」，

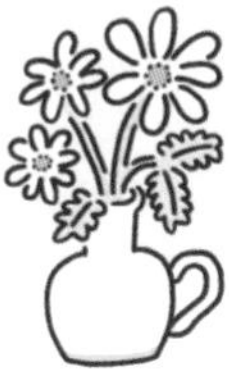

容易讓人執著的應對法

- 購物（網購）
- 賭博
- 異性
- 遊戲
- 夜遊
- 增強體力、跑馬拉松
- 三溫暖
- 美容、整形
- 社群網站
- 欺負他人、職場霸凌
- 違法藥物
- 犯一些輕罪
- 危險行為（失控）
- 夜遊
- 醫療、心理療法
- 宗教、占卜

所以稱之為「執著」。

「執著」就像是快要溺死的人拚命抓住長滿荊棘的藤蔓一樣，即使雙手被刺得鮮血淋漓，也無法輕易放手。因為一旦放手，就會溺死。

另一方面，身邊的人看到親人抓著「長滿荊棘的藤蔓」時，會想說「要趕快讓他放手」。然而，愈是試圖強行讓患者放手，當事人就愈是拚命抓住。

而且，對患者來說，會感受到第3種無力感（第95頁），覺得「沒有人願意了解自己的痛苦」。

要先給患者1個可以安全抓住的救生圈，他才會認為「這樣就不會溺死」，進而放開長滿荊棘的藤蔓。

以下來看看幾個例子。

執著於酒精

在憂鬱的狀態下，總是會伴隨著焦慮、自責的念頭以及無力感。

身體健康的時候會用酒精緩解煩惱的人，在憂鬱的時候也會採取相同的方法，哪怕只是一瞬間，也想試圖忘記討厭的心情。也有苦於失眠，為了睡眠而喝酒的人。

然而，事實上，酒精不僅會使人脫水，還會促使人在幾個小時後自動清醒，影響最重要的睡眠品質和時間長度。

而且當事人並不是因為好喝才喝的，而是為了喝醉而喝，所以隔天往往都會宿醉。這與憂鬱症特有的波動（心情會在1天中產生變化，大多凌晨心情都不好）吻合，如果

執著酒精

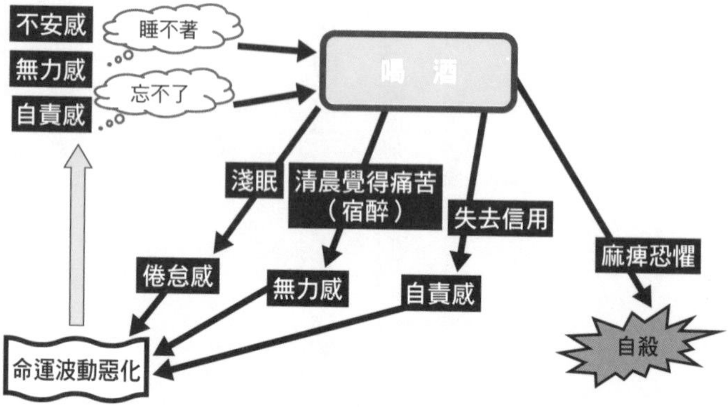

上班遲到、帶著滿身酒味上班，社會對其的信任感還會降低。如此一來，就會陷入為了緩解更大的壓力而酗酒的惡性循環。

當然，在接受診療並服用藥物時，若是同時喝酒，可能會出現藥效降低，或是反過來促使效果增強的情況，必須多加留意。從根本上來說，因為可能會增強副作用，避免酒精和藥物同時服用是最基本的常識。

執著於社群網站

社群網站是簡便的溝通工具，無論是工作還是私生活，社群網站都已經成為我們日常生活不可或缺的一部分。

憂鬱的時候，有助於排解孤獨感和獲取資訊。然而，社群網站也有與憂鬱症不太合得來的部分。

必須要知道的重點是，社群網站可能會使情緒過於激動，導致加重睡眠不足的症狀。

在Twitter（現改為X）、Facebook和Instagram等社群網站上不僅是朋友、熟人，還可以與素不相識的人交流。如果只是與許多人互動並取得他們的資訊還沒關係，但人類往往都會下意識地將自己與他人進行比較。

因此，當身體健康時，在社群網站看到他人過著充實的生活，或活得很開心，只會覺得「過得真好！」、「看起來很棒！」。但如果是在憂鬱的狀態下，對自己失去信心的時候，會覺得只有自己被拋在後頭，感到焦慮，進而陷入憂鬱情緒中。

此外，他人若是沒有對自己的貼文「按讚」，會覺得其他人討厭自己或是認為自己不被需要。

為了減少這種無力感和焦慮感，患者會拚命地繼續上傳貼文，或是在他人的貼文下留言，當察覺到的時候，自己早已受困於社群網站中，連睡眠時間都遭到剝奪，使憂鬱症狀進一步惡化。

國中3年級生：C同學（女性）

C同學在半年前，發現感情很要好的團體中有人一直在說她的壞話。她因此覺得人很可怕，也無法享受社團活動。食慾受到影響，想到要去學校就覺得噁心想吐，但是她無法開口和父母討論這個情況，只能勉強自己繼續去上學。

還因為晚上睡不著，用玩遊戲或看影片打發時間，一不小心就到了半夜2、3點，導致睡眠時間只剩3到4個小時。

之後，C同學為了尋找與自己一樣的人，開始在社群網站上傳貼文。

結果，連相貌和名字都不知道的人願意用親切的話語與她交談，或是傾聽她說話。偶爾也會有人留言不好聽的話，這時她會去尋找善良的留言，並不斷在追蹤她的人所上傳的貼文下留言，以至於她一刻都無法放下手機。

注意到的時候，連僅剩３個小時的睡眠時間都花在社群網站上。直到Ｃ同學在學校昏倒，送往醫院後，她的父母才得知她的情況。

如Ｃ同學的案例，有許多人，尤其是年輕人，經常會陷入執著於社群網站的情況。請各位要特別留意。

執著於購物

為什麼高頻率的購物會對憂鬱症產生影響？

相信各位都覺得，得到想要的東西是一件很開心的事情。考慮預算，有計畫性地購物並不會有問題，但如果是為了消除憂鬱情緒和壓力才購物，就必須多加注意。

家庭主婦：D小姐（38歲・女性）

D小姐在生產後辭去工作，成為一名全職家庭主婦。

在孩子開始上幼稚園時，D小姐突然多出一些空閒的時間，於是她想說找份工作重返職場，結果先生表示「希望她在孩子上國中前都待在家裡」，最後只好放棄重新工作的念頭。

本打算接受現況，但在聽到公司原本同期的同事晉升為課長後，產生了「明明我回去工作也能成為課長」、「只有我被社會拋棄」的想法，導致出現失眠的症狀。無法打起精神做家事，愈來愈煩躁，將怒氣發洩在先生上。

先生看她這樣，便提議「藉由購物緩解壓力看看？」，以這句話為契機，開啟了D小姐的網購生活。每當感到有壓力時，就馬上下單，結果不知不覺已經用信用卡欠了20萬以上的債務。

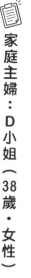

購物時情緒會高漲，還能從中獲得成就感和幸福感，感覺心情在短時間內變得比較開心。不過，這種購物並不是購買「商品」，而且被囚困在購買的「行為（過程）」裡，所以會不斷地重複購物這個動作。

於是，患者會因為無法忍耐購物的慾望，而感到劇烈的無力感和後悔（內疚感），對支付金錢的焦慮感也會增加。實際上，信用卡的貸款增加，覺得必須要有收入的負擔感也會更沉重，從而刺激了4個痛處。

最後，因為對購物的執著，促使D小姐的憂鬱症狀惡化。

建議購物頻率增加時，要盡量用現金付帳，或是遠離電視購物或網購目錄。

如何應付執著的問題？

執著對於患者本人來說是為了生存，拚盡全力的努力。因此，首先要先理解患者只能執著此行為的痛苦，認可他們為了忍受痛苦所做的努力。

在過程中，**與患者分享執著1件事的缺點，但絕對不能試圖強迫對方停止**。

首先要做的是處理患者的憂鬱狀態（疲勞）。隨著憂鬱症狀的好轉，大部分的人自然而然地就不會再繼續執著於某件事。

不過，如果執著帶來負面影響依然很大時，就必須與患者好好談一談，一起尋找其他緩解痛苦的方法。這時也可以向在幫助憂鬱症方面富有經驗的諮商師徵求意見。

COLUMN

與戀愛、自我發展、宗教等的相處法

憂鬱與戀愛

生病時，無論是誰都會感到孤獨，希望他人幫助自己，並待在自己的身邊。有時也會因此發展成戀愛。憂鬱症也一樣，會強烈地想要尋找能夠理解和保護自己的人。

如果偶然地發展順利，會成為拯救心靈的戀愛關係。然而遺憾的是，帶有憂鬱症的戀愛，往往會受到「症狀」的影響而變得不穩定。

即便是在身心健康的時候，當對方的行動不符合自己的預期，也會因為內心劇烈地動搖而使用能量，這就是所謂的戀愛。例如「可能是我的傳達方式有問題？（自責）」、「可能他已經開始討厭我了（不安）」、「為什麼都不能理解我呢！（憤怒）」、「我無論做什麼都會被討厭（無力）」。因此，戀愛絕對不會只有甜美的事情。

陷入低迷狀態時，愛情的痛苦會增加到2倍或3倍。有許多案例是因為情緒隨著戀情起伏，導致憂鬱症症狀惡化。

這種痛苦，有時也會讓患者想死，結果導致也有不少威脅對方性命的案例。

然而，陷入愛情的漩渦也是人生的一部分。如果憂鬱的時候，苦於戀愛關係，建議可以嘗試找諮商師討論與戀人相處的方法（保持心情平衡的方法）。

即使在外人的眼裡，這段戀情（執著）注定要失敗，也不能強行要求患者分手。畢竟就算是身心健康的人，被迫與戀人分手也會覺得很痛苦。此外，戀愛就是愈是被迫分別，就愈是強烈渴望的情感。

大部分的患者也會意識到這段關係已經走向負面循環，所以希望各位可以跟當事人一起糾結「想分開卻又捨不得分開」的煩惱。

不是獨自一人承受痛苦，單純有人「願意理解我」，對患者來說就是最有用的幫助。

憂鬱與自我發展

患者長期在家休息沒有上班或上學，腦中經常會出現只有自己被拋在後頭的想法，而且常常會因為請假而感到相當抱歉。因此，有些人在休息期間，為了讓自己成長、改變，會參加自我發展的研討會，或是看書或YouTube影片，努力發展自我。

除了自我發展，還有人會挑戰考取資格證照，或是去健身房鍛鍊身體。也有人會沉迷1次扭轉局面的投資方式。

學生時代成績優秀的人或是運動員尤其如此。他們會想要透過擅長的學習或拚命努力，來找回因為憂鬱而失去的自信。

然而，這些行為其實和憂鬱症並不合拍，理由大致分成2個。

其一是，因為這些是努力的行為，也就是說，必須使用能量的行為。現代人憂鬱的根本原因是能量低迷，能量下降會形成憂鬱症，進而喪失自信心，如果為了增強自信心而使用能量來努力，就會產生反效果。

其二是，憂鬱狀態下無法思考，缺乏精力和體力。由於各種能力都在下降，即便鼓起勇氣挑戰，也不會得到想要的結果，往往都只會使人失去自信。

「自我發展」是成長行動，原本是以身心健康的人為對象，反省至今的所作所為，主動進行應該實踐、努力的事情。如果憂鬱症的病患想要進行自我發展，反而會對無法順利發展的自己產生強烈的自我厭惡感、自責感和無力感。

就算想要考取資格證照，也會因為大腦無法靈活運轉，導致沒辦法在考試上取得理想的結果。考試失敗，感受到的沮喪當然也是2、3倍。如果成功的話會怎麼樣呢？因為根本上依舊是沒有自信的狀態，只會覺得「這次只是運氣好而已」。相反地，也有人因為通過考試的壓力而煩惱。

投資是被情報耍得團團轉，助長焦慮感，瞬間將能量消耗殆盡的行為。

失敗時的所受的衝擊，與憂鬱的「貧窮妄想（覺得自己沒錢的妄想，是沒有自信的表現）」相互作用，往往會走向非常悽慘的結局。

這類自我發展的行為，建議在憂鬱症恢復後再慢慢進行。

憂鬱和宗教

與戀愛相同，在痛苦的時候，人們經常會想尋求慰藉。在這種時候，宗教也是普遍且常見的心靈支柱。

另一方面，可能也會出現盲信宗教的情況。

在接觸宗教時，重要的是要保持雙方的平衡。如果那個宗教所要求的生活方式，以及在人際交往、經濟部分等的規定與現在的生活大相逕庭，此差異就會形成「忍耐」和「糾葛」。而且經常會導致與周圍的人際關係惡化，無論是哪結果，都會增加倦怠感。

患者當然想要好好利用宗教來拯救自己的心靈，但為了不讓這些現實的負面因素擴大，旁人會希望患者能夠找到與宗教之間的平衡。

罹患憂鬱症時，思考會不自覺地變得相當偏頗。

如果無法自己找到平衡，或是已經大幅傾向負面想法時，最重要的是，不要獨自思考，而是要找信任的人商量，以獲取客觀的意見。

周遭的人不能用邏輯或道德來強迫患者脫離宗教。要先傾聽並理解患者為什麼要追求那個宗教，因為人這種生物，如果不能放下心來，就無法放開手裡緊握的東西。

6

開始能夠活動是最危險的時候

要如何治療骨折並重新奔跑？

第1章已經介紹過「憂鬱症相當於是心理的骨折」。

以腳骨折為例，直到痊癒並可以奔跑前，會經歷什麼樣的過程呢？

腳因交通事故或失足摔落等而骨折時，當事人會感到劇烈疼痛，難以行走。通常會接受手術，或是用石膏固定患處，使其無法動彈。

一般來說，2到3週左右就可以出院，但出院並不代表痊癒。

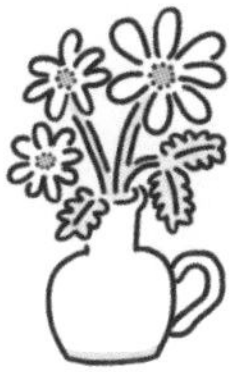

據說，如果靜止不動，不活動肌肉，肌肉的重量在1天內就會減少3%左右。最近從早期就開始進行復健訓練，盡量活動骨折以外的關節等，但由於過程中會伴隨著相當劇烈的疼痛，要配合恢復的程度逐漸增加強度。拆掉石膏後（3到8週），明顯可以看出肌肉量減少許多，整體纖瘦不少。因此必須進行復健訓練，以增加肌肉，恢復功能。開始活動關節，慢慢地施加負荷（體重），進行步行訓練後，一般要2到3個月左右，才能正常行走。根據骨折程度，可能會花費4個月到1年的時間才能夠完全恢復跑步的能力。

若是有這麼長的時間不能運動，當開始可以跑步時，經常會勉強自己，超過可以負荷的程度。不過，如果是在骨折的情況下，很容易就會感到「疼痛」和「疲勞」，會自己停下來，以避免出現受傷等危險。

像這樣可以稍微跑步後，依然要謹慎地繼續復健，鍛鍊肌肉，逐步增加負荷，直到能夠全力跑步。

憂鬱症中的「可以走路、能夠跑步」是什麼樣的狀態？

骨折後，要2到3個月後「才能夠走路」。若是憂鬱症的情況，要什麼樣的狀態才是恢復到相同的程度？

在為了憂鬱症開始休息或治療後，首先焦慮感會減少，稍微能夠睡一小段時間。隨著大腦的疲勞慢慢地消除，大腦中的霧氣消失，身體的倦怠感和倦怠感減輕，食慾也會逐漸恢復。

當身體獲得睡眠和營養後，各種身體上的不適也會變得不那麼明顯，也會稍微感受到快樂和慾望。而且也有辦法在短暫的時間內做自己喜歡的事情。

然而，就3階段疲勞來說，這個時候只是剛從第3階段進入第2階段而已。

以骨折的角度來說，則是終於可以行走的時候，當然在這個狀態下，應該不會有人打算跑步吧？

然而，在憂鬱症方面，有非常多人會在這個狀態下開始奔跑。

之所以會這樣，是因為到了第2階段後，波動朝著好轉的方向浮動時，會暫時進入第1階段，所以有一瞬間會覺得自己回到從前。這種錯覺會促使患者開始奔跑。

為什麼是最危險的時期呢？

然而，在2倍模式下，能量尚未完全恢復，感受到的痛苦與難受程度依然是2倍，消耗能量的速度也會是2倍。

也就是說，若是因為感覺「身體狀況良好」、「心情舒暢」，比照健康時期的強度來活動，能量會迅速枯竭，從而惡化到3倍模式。

這時候的痛苦往往會讓人覺得是「至今為止最難受的程度」。因為憂鬱的時候，身體上的各種不適開關會逐一地開啟。在進入低潮期後，所有的開關都會打開。

請將這一時期視為所有開關都還處於開啟的狀態來看待吧。換句話說，感受到的自責

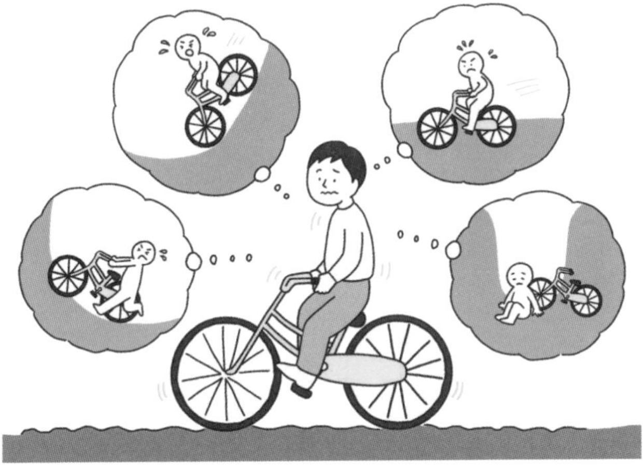

感、焦慮感、憤怒感、自信心不足都會達到最大程度。

感受到「情況又變糟了」、「是不是永遠都不會痊癒」的焦慮感和無力感、「又給周圍的人造成麻煩」的自責感，以及「必須快點痊癒」的焦急感都會放大到3倍之多。

如此一來，「想死」、「想消失」的想法也會愈加強烈。

而且相比「低潮期」，隨著大腦的思考和身體的執行力增加，很有可能會將這些想法轉化為實際上的行動。

護理師：E小姐（30歲，女性）

E小姐在擔任護理師一職到了第5年時，開始承接必須負責任的工作，例如重要業務以及指導後輩等，她對工作也相當有熱忱。然而，負責的後輩經常犯錯，她必須花時間去彌補這些失誤，結果多次因為指導後輩的事宜受到主管的責罵，待察覺的時候，她已經處於憂鬱狀態。

在留職停薪期間，由於「對所有人造成麻煩」的罪惡感，以及「必須快點回到工作崗位」的焦急感，她開始閱讀有關看護的書籍，以及學習電腦的使用技巧。

主治醫生建議她休息3個月，但她擔心那些由自己負責的病患和指導的後輩，即便連自己都覺得只恢復了5成左右，依然在1個月後復職。

處於2倍模式的E小姐抱持著「必須彌補造成別人麻煩」的心情，與留職停薪前一樣努力工作，結果大約1個月後，憂鬱症狀再次惡化。E小姐對自己感到絕望，也無法開口向身邊的人求助，在不知如何是好的情況下，她突然從公司消失。幸好最後家人有順利找到人，而E小姐也再次申請了留職停薪。

如此案例所述，看起來可以自由活動，實際上仍處於第2階段疲勞（2倍模式），往往會對無法像以前一樣活躍的自己感到絕望。在這個階段，患者乍看下似乎已經恢復健康，身邊的人普遍都會減少對其的守護，必須多加留意。

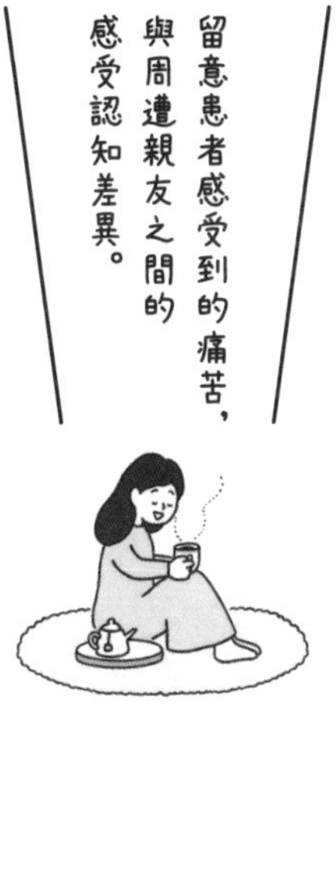
留意患者感受到的痛苦，
與周遭親友之間的
感受認知差異。

7

醫療無法治療心靈創傷與自信心低迷的問題

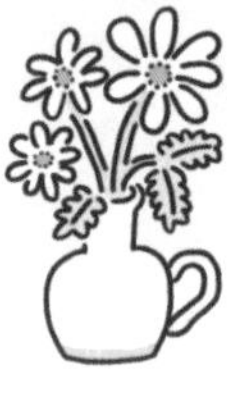

在回歸社會的階段復甦的痛苦回憶

憂鬱症恢復到回歸社會的階段後，之前在「不適初期」與「他人模式初期」曾經歷過的「痛苦」記憶可能會強烈地反撲。

患者會反覆訴說當初所經歷的痛苦，但身邊的人卻難以理解，覺得那是很久以前的事情，或是認為並不是什麼嚴重的大事。

這是因為憂鬱狀態下，強烈且漫長的痛苦會化為「悲慘體驗」存放在記憶（心靈創傷）中。

在遇到悲慘的事情（令人感到震驚的事件）時，人類會拚命地記住當下的慘事（危險），以避免將來又再度面對相同的事情。

如果只發生過1次慘事，會記住與慘事有關的事情。不過若是處於憂鬱狀態，在家庭或職場遇到這種事情時，其精神症狀會讓患者感受到比常人還要多2、3倍的痛苦。結果導致日常的人、工作（行動）、地點、物品（汽車、電腦、行事曆）等，都會壟罩著痛苦的記憶。

這些記憶只能隨著熟悉而淡化。對於在工作場所有痛苦記憶的人來說，恢復能量並重返工作崗位並不代表他們能夠馬上專注地工作。這是因為，他們會強烈地感到恐懼和不安，在壓抑這些負面情緒時，會消耗大量的能量。

如果這種記憶相當深刻，必須從時間和距離上，逐漸「熟悉」造成創傷記憶的對象。透過適當的休養和訓練，痛苦的記憶會慢慢地淡化。

然而另一方面，在進行這種熟悉訓練時，必須接觸社會、受到刺激，而且還要在一定程度上忍耐痛苦，因此也會消耗體力。此外，經常會引起憂鬱症惡化的波動，使患者失去自信，認為「果然根本不可能會好轉」。

要想從憂鬱中完全恢復健康，關鍵就在於重拾「自信」。

自信只能從社會生活中恢復

要有自信，就得反覆感受到「即便劇烈的波動來襲，我也設法堅持下來，沒有回到過去的憂鬱狀態」。與其完成1件大事，更重要的是在日常生活中累積小小的自信。

如何定位自己的憂鬱經歷，也會對重拾自信產生影響。

例如，①「脆弱的心靈罹患憂鬱症後，在逃避憂鬱來源的過程中好不容易恢復健康」、②「憂鬱是疾病，在醫生的幫助下恢復健康」、③「憂鬱是疲勞所造成的，自行控制疲勞程度後恢復健康」，根據抱持的想法，自信心的恢復會有所差異。

3 個恢復的要素

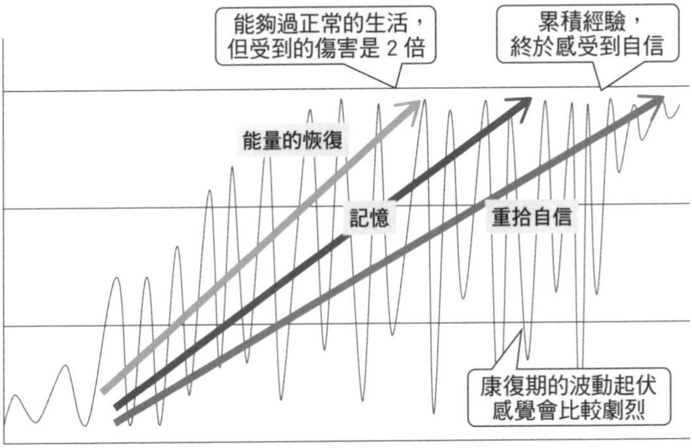
能夠過正常的生活，
但受到的傷害是 2 倍
累積經驗，
終於感受到自信
能量的恢復
記憶
重拾自信
康復期的波動起伏
感覺會比較劇烈

①的情況是，我脆弱的心靈必須得一輩子逃避憂鬱來源，才能維持健康的生活；②的情況是，我因為生病而憂鬱，如果沒有醫生的幫助就無法生存。

不過，如果是③的情況，患者會認為，只要能控制自己的疲勞程度，預防進入憂鬱狀態，即便是罹患憂鬱症也能夠恢復健康，所以今後面對壓力時只要能夠適當地應對，就不會感到太過恐懼或低估壓力。

由此可知，要重拾自信，**只能在現實社會中練習並掌握控制疲勞的方法。**

此外，公司會要求患者「完全康復後再

復職」，不過僅靠休養，並不能改善創傷記憶和重拾自信。

能量恢復到一定程度後，其實就可以逐步增加在生活的地方或職場的活動量，慢慢地修正記憶和思考的方式。

再加上，即便遇到憂鬱波動，也能夠設法繼續工作，這樣的經驗會讓患者能夠逐漸重拾自信。

因此，希望各位能夠知道，**並不是說只要長時間地休息，憂鬱症狀就能夠完全康復這麼簡單。**

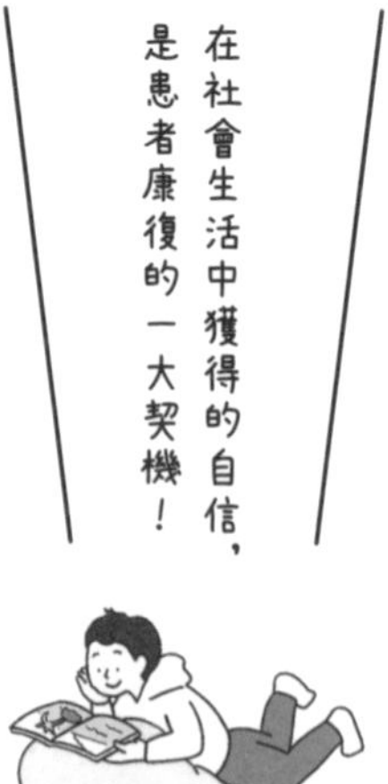
在社會生活中獲得的自信，
是患者康復的一大契機！

8

苦於言行暴力時，要有保持距離與借助醫療的勇氣

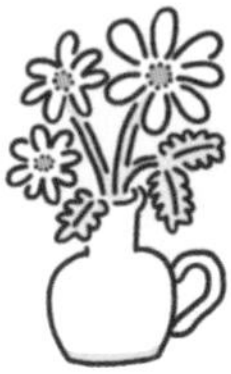

「保持距離」是為了親人，也是為了自己

以下是想要給予照顧者的一些建議。

當患者處於憂鬱狀態時，往往會因為過度的自信心不足（無力感）、自責感（罪惡感）、不安和焦躁等感到焦躁，對任何事都疑神疑鬼。

再加上失眠和營養不足，導致大腦無法運轉，進而沒辦法「忍耐」。

於是，就會導致患者「他人化」，像是變成不認識的人，就連以往為人溫和厚道的

人，有時也會將煩躁和不信任感發洩在其他人身上，尤其是身邊親近的人。

如果這種煩躁感只是「偶爾」出現，或是並不嚴重還沒關係，但若是演變成言行暴力，就代表症狀惡化，或是有可能隱藏著憂鬱症以外的疾病。**不僅是為了照顧者自己，也是為了親人，建議盡快帶患者前往醫療機構尋求幫助**。

暴力言語是變成其他人後說出口的話，沒必要當作是患者本人的真正的想法。暴力也是其他人的行為。

不過，會因為這些行為而受到傷害的是身為照顧者的各位。

即便家人沒有罹患憂鬱症，一般也會下意識地忍受家庭內的暴力言行。假設對方是患有憂鬱症的親人，有可能會選擇不和任何人商量，認為「只要我忍耐就好」、「最辛苦的是患者本人」，獨自忍受。

然而，如果照顧者的心靈崩潰了，那便無法再協助患者。因此，請鼓起勇氣，試著考慮暫時離開對方。

適度休息，不要獨自承擔，尋求他人協助

即便沒有到那種程度，繼續照顧可能會尋死的患者，真的會很疲憊。如果過程不順利，搞不好會連自己的精力都消耗殆盡，使人變得憂鬱。

要想照顧憂鬱症患者，就必須要有相應的體力。**憂鬱症患者的家人等身邊的人，應該要珍惜自己，這也是為了患者本人。**首先要做的事是適度地休息。

偶爾遠離患者，擁有屬於自己的時間。可以將患者交給其他人或是相關機構照顧。

如果因為強烈的自責感或不安感而離不開患者，例如，我這麼做是在拋棄對方、在我不在的時候對方如果發生什麼事該怎麼辦……，那照顧者有可能是陷入執著狀態，建議考慮自己也去看精神科。

憂鬱症患者對各位來說應該是很重要的人對吧？如此重要的人所擁有的生命，當然不可能靠一己之力來承擔，請務必鼓起勇氣，借助專家的力量。

COLUMN

復職時患者與家人必須注意的事項

了解復職、重新開始是1項重大任務

隨著病情的康復，暫時留職停薪的人會開始考慮復職。

當然，也有人會把憂鬱症當作1個契機，重新檢視自己的人生，辭掉工作或是探索新的生活方式。

以下簡單介紹，重新開始時的注意事項。

首先必須要有覺悟，知道無論是復職還是開始新的工作，都是1項相當艱鉅的任務。

「只是回到從前工作過的地方（或同等程度的工作場所）」，如果抱持著這樣的想法，最後的結果就會以失敗收場。

之所以如此，是因為即便能量恢復，但精神狀態仍處於第2階段疲勞。憂鬱造成的思考偏差和痛苦記憶尚未恢復，所以復職時，受傷害的容易度依然是常人的2到3倍。以客觀的角度來看，手上的這份工作，在以前可以自己輕鬆完成，或是他人可以邊笑鬧邊完成。不過，對復職的人來說，這是1份會感受到2、3倍負荷和痛苦的工作。

也許患者會想說，過一段時間再復職就好。然而，正如第142頁所介紹的，能量會隨著時間的流逝而恢復，不過思考上的偏差、記憶創傷以及自信心只能從社會（職場）中恢復。也就是說，患者只能慢慢地熟悉，即便尚未完全康復，也必須走入社會。

而且，「熟悉」的過程不僅僅是辛苦，還會持續相當長的時間。通常最快也要半年，也有不少人花費了好幾年的時間。

這是在第62頁中名為「康復期」的時期，在此期間過度勉強自己，容易回到憂鬱狀態（第2、3階段）。復職沒多久又回到憂鬱狀態的例子並不少，因此，在精神科並不會說憂鬱症「痊癒了」，大多都是用「病情好轉」（控制下來的狀態）來形容。

重返職場支援流程（日本厚生勞動省　重返職場支援指南）

第 1 步	因生病開始留職停薪以及留職停薪過程中的照護
↓	
第 2 步	主治醫生判斷重返職場的可能性
↓	
第 3 步	評估是否可以重返職場，以及製作重返職場支援計畫
↓	
第 4 步	最後決定重返職場
↓	
	重返職場
↓	
第 5 步	追蹤重返職場後的情況

復職指南

目前日本政府對於憂鬱症患者復職的困難已經有所了解，厚生勞動省制定憂鬱症患者復職的指南，名為「心理健康問題而留職停薪的勞動者重返職場的支援指南（以下簡稱重返職場支援指南）」。

以下簡單說明從留職停薪到重返崗位的流程。

罹患憂鬱症的患者向公司提供主治醫生開立的「診斷證明」，申請留職停薪在家休養。

在好不容易恢復到可以考慮復職的程度，並且主治醫生開立「復職也沒問題」的診斷書後，患者會決定重返職場。這個過程大多會涉及公司的醫護人員、總務人事、復職部門的主管等。

在患者復職時，公司會製作重返職場支援計畫等。根據這個計畫，逐步增加工作量，讓患者慢慢地熟悉原來工作強度，朝著重返職場前進。

不過，這只是厚生勞動省的建議，每家公司的制度都不同。基本上，中小企業等幾乎沒有這種制度，請先詢問人事部等相關部門，確認是否有這樣的制度。

此外，也有一些公司在內部設立名為「實驗上班」的制度。該制度用來確認患者本人是否能夠復職，同時讓患者做好復職的準備，例如模擬出勤，在圖書館之類的地方度過上班時間、練習通勤，從家裡前往公司附近，並在公司附近度過一段時間後回家，以及嘗試上班，在公司度過一定時間等。藉由利用實驗工作制度，主治醫生也可以根據患者的情況，判斷其是否真的適合重返職場。

這些制度和流程都能夠在日本厚生勞動省的網頁上查詢得到。(https: kokoro.mhlw.go.jp/return/return-employer/re0057)

若是復職的公司沒有這樣的機制，有方式是，與諮商師等第3者一起向公司提出請求，制定適合自己的復職計畫。

沒有必要確實地完成復職計畫

建立完整的復職支援制度當然是好事，但實際上，這個制度可能會成為復職失敗的「契機」。這是因為誤解公司在製作「復職支援計畫」時所設定的目的。

一般對社會人士來說，「計畫」是指制定最終目標，並列出為了實現這個目標，每個時期都要達到的短期目標。經營企業時，最重要是訂立「計畫」，並以此為基礎一步一步地完成，最終達到目標。

然而，康復期是有上下波動的，一般並不會按照既定的計畫進行。

假設重返職場支援計畫是「2週後可以上夜班（最終目標）」。

若是受到一般對計畫的概念所束縛，當憂鬱症狀因為波動惡化時，會過度刺激自責感和不安感，例如「今天狀態也不好，最後只能請假」、「如果不能按照計畫進行，就會被解僱」、「辜負了身邊的人對我的期待」。

此外，如果不僅是患者本人，連家人也誤解「計畫」的目的，就會覺得無法依照計畫進行是因為病患怠惰，而想要對患者說「再努力一點啊」。

再加上，公司的人事總務和部門的主管，沒有應對過憂鬱症員工復職的情況，大多都無法正確理解計畫的目的，因此會認為「不能按照計畫進行，是因為要復職的員工並沒有認真對待這件事」。

在這種情況下，也有案例因為重返職場計畫導致更嚴重的健康問題，而且還使重返公司的過程更加困難重重。

請將重返職場計畫當作一個標準。

不只是自己的狀態會大幅度地上下波動，社會也會有波動，例如公司的經營狀況不好或是身邊的人工作調動等。復職計畫是否能夠按照計畫進行，「只有試試看才知道」，要嘗試並不斷地修正。畢竟計畫不是命令，而是用來反覆嘗試的原案。

如果像完成暑假作業一樣，拚命地完成他人交給自己的工作，反而會使症狀惡化，影響自己重返公司的可能性。

「過早復職」、「過晚復職」的案例

還有一個各位都很關心、苦惱的問題是，復職的時機。

我們在進行諮商時，經常會遇到認為「如果不早點復職，被迫離職的話會很困擾」或是「我都那麼有精神了，現在復職也沒關係吧？」而想要早點復職的案例。

相反地，也有人因為對復職一事感到不安前來諮商，例如「家人說我看起來很健康，但我對復職沒有自信」、「主治醫生一提到復職的話題，我的身體狀況就會變差」。

在憂鬱狀態下，會擺脫不了焦慮和焦躁的症狀。而且正因為自信心不足，才會「想要快點恢復自信」，於是就會導致「過早復職」。建議家人要留意患者過早復職的問題。為了避免患者感到焦慮，請多多守護他們。

另一方面，能量沒有完全恢復，或者在第3階段受到的強烈的創傷記憶（第140頁）、復職屢次失敗，使負擔感和恐懼感麻痺。這些原因會導致「過晚復職」。

如何掌握復職的時機？

所以要如何衡量復職的時間呢？

在厚生勞動省的指南中，列舉了以下重返職場時的判斷標準，不過這就只是個參考標準，沒必要過於執著。

因為現實會根據每個人實際遇到的狀況而改變，例如能量的恢復程度、思考和創傷記憶的強度、復職公司的工作內容和環境、主管和同事的理解程度、每季的繁忙程度、通

重返職場時的判斷標準

・勞工表示出強烈的欲望
・在通勤時段能夠一個人安全通勤
・可在規定的工作日、時間重回職場
・能夠完成必要的工作
・工作造成的疲勞能夠在隔天完全恢復
・白天不會想睡覺，能夠調整成適當的睡眠、清醒節奏
・恢復完成工作必要的注意力、專注力

厚生勞動省　重返職場支援指南

勤的方式和距離以及家人的幫助等。

基本上，建議在主治醫生同意，患者本人也想要嘗試的時候，與公司的人事部協商看看。總之，最重要的就是「試試看」。過程中患者可能會覺得有點害怕，請身邊的人稍微推他們一把。

復職後也會遇到負面波動

回到職場後，前1到3個月左右，即便看起來進展順利，也可能會遇到負面波動。

儘管已經逐步朝著復職前進，要適應久違的通勤和工作，仍然是件辛苦的事。再加上，患者往往會對於之前長時間的缺席感到愧疚和抱歉，忍

不住在意周圍的視線，想著多少也要幫上一點忙，一不小心就會太過努力。

若是重返職場時的公司與以前並不是同一家，就必須建立新的人際關係，所以還會在意身邊的眼光，勉強展現出開朗的樣子。

當因此產生出倦怠感時，負面波動就會伺機而動。在這種情況下，周圍的人請務必建議患者休息。

患者本人通常會一心想著「我好不容易努力到這個地步，現在休息的話，又會失去其他人的信任」，然而，這種復職後的波動必定會出現。請不要錯過最佳時機，只要休息3天到1週，基本上都可以成功克服難關。

在過程中，會發覺自己過度投入工作，導致過勞，並在調整後重返工作崗位，總之，要不斷地「反覆測試、修改」。如果有諮商師等專業人士的幫助，行動上會更加放心。

這段不穩定的時期大約持續1到2年後，才會進入「最近好像有點忘記憂鬱是什麼感覺」的時期。這就是憂鬱症恢復的過程。

也有一些案例是，患者覺得還沒準備好復職，也還沒有到復職的時機。但已經快到了留職停薪的期限（必須離職的期限），或是出於經濟壓力，必須回公司上班。

在這種情況下，必須事前先預設復職後會有一段艱難的時期。建議包括患者身邊的人在內，都要冷靜地為未來可能面對的困難時期，制定因應計畫會比較理想。

此外，有些患者會放棄回到原本的公司，選擇換工作或是創業，身邊的人必須先做好心理準備，了解後者需要更多的能量來往前進。也要在一定程度上想像在新環境會遇到什麼樣的問題。以防萬一，還要擬定失敗時的應對計畫。

若是選擇換工作，患者可能會害怕經歷空窗期，不過其實就跟復職一樣，最重要的是，起碼要在能量恢復期間確實讓身心獲得休息。我們通常都會建議患者，在辭職後，至少休息3個月至半年，再開始找工作。

復職的過程與運動員受傷後回到賽場經歷相似

復職的時間長度和過程與運動員受傷後回到賽場上相似。

各位知道美國職業棒球大聯盟的大谷翔平選手嗎？大谷選手在2018年接受手肘韌帶手術。

在手術結束，經過5個月的休養後，大谷從練習投球開始（一開始投出的距離還不到過去比賽時的一半）。以復職來說，相當於開始嘗試上班的時期。

2個月後，大谷選手以擊球員的身分重返賽場，但距離以投手的身分復出還有很長一段路要走。憂鬱症患者復職也是，回歸社會的過程會根據公司的情況而有所不同。

術後1年4個月後，大谷選手進行術後第1次投球訓練。這相可以說是復職過程中的全職上班，並且工作可以做到健康時的一半。

術後1年9個月後，大谷終於在正式比賽上以投手的身分上場，並在2021年3月於熱身賽投出自己有生以來球速最快的球。自手術後，經過2年半的時間才正式復出。以復職來說，是可以有自信地完成工作的時期。

在恢復期時，大谷選手會視恢復的狀況逐步增加對身體的負荷，期間也經歷了其他的傷病和手術，他堅定地不斷練習，最終回到賽場，現在正活躍於球場上。憂鬱症患者的復職情況也相同，恢復的過程中可能會過度努力導致身體不適，或是因為各種活動而使身心崩潰。不過，只要不過於勉強自己，避免疲勞累積，就能夠順利恢復。

大谷選手還表示，透過這2年的經驗，「掌握了身體管理祕訣，打一整年的比賽也沒問題」。相信有不少人都知道，大谷選手在在隔年，也就是2021年的賽季大展身手，獲得了MVP。

憂鬱症患者也是如此，工作所需的感覺、實際工作時的疲勞程度、使用能量的要素等，都只有在工作中才能確認。透過反覆嘗試、修正，逐漸恢復能夠控制自己的自信。

第4章

親人得「憂鬱症」時的相處法與珍惜自己的方法

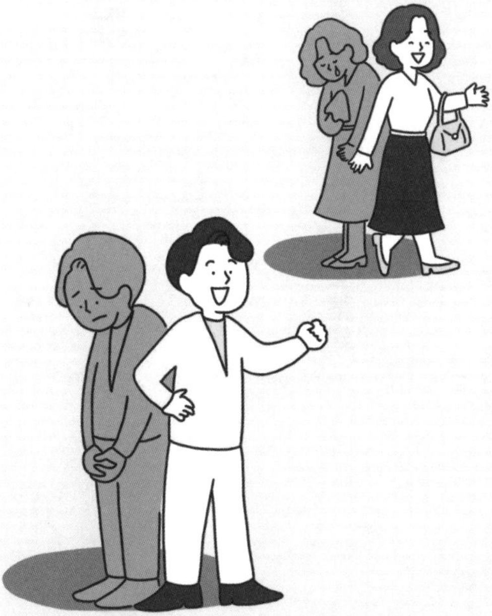

1

照顧憂鬱患者是1件大工程

照顧感冒的患者，和應對罹患憂鬱症的家人有什麼差異？

照顧感冒的家人時，你會做哪些事情呢？

如果出現發燒症狀，會準備市售的退燒成藥，或是帶家人去看醫生拿處方藥。

而且會觀察家人的狀態，留意房間的溼度和溫度，替他們換掉被汗水浸溼的衣服，準備補充水分的飲品和好消化的食物等，大概只需幾天家人就會恢復健康。

然而，應對罹患憂鬱症的家人，與照顧感冒的家人不同。

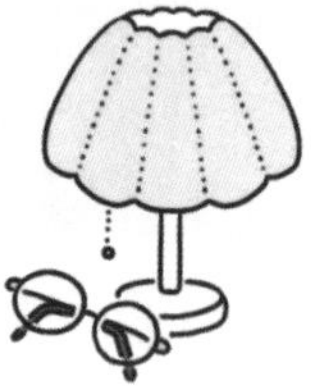

首先最大的不同就是，憂鬱症的恢復期相當長。

憂鬱症不像感冒，只要休息幾天就能夠痊癒，必須照顧好幾個月甚至好幾年。

同時，也並不適用感冒那種「只要做○○就能△△」的理論。

其他人認為有幫助的事情，也要嘗試看看才知道適不適合患者，即便成功了1次，之後也有可能因其能量的狀態而不再適用。

而且與感冒會發燒、咳嗽不同，即便待在患者身邊，也難以察覺憂鬱症的身心症狀（就連患者本人都沒發現），因此很難注意到症狀的變化。

再加上，憂鬱症還會反覆出現一下好轉一下惡化的「波動」。

守護憂鬱症家人也會感到疲憊

憂鬱症的特徵是「能量低迷」、「具有波動」「情感、想法、身體狀態的變化」。其中，家人尤其容易受到「波動」的影響。

明明剛剛心情還不錯，卻突然變得憂鬱、帶有攻擊性，或是昨天完全沒有踏出房間一步，今天卻笑著和人聊天……。

面對這種陰晴不定的波動時，會使人不知道該用什麼態度來應對患者。

在日常生活中，當能量下降時，患者可能會連續好幾天不洗澡，因為連洗澡這件事都讓人感到疲憊，或是有一餐沒一餐。有時也會因為警戒心睡不著，一整晚都在玩遊戲。身邊的人希望患者可以多少好轉一點，一再地留意並表示關心，這些行為都會導致患者無法入睡，情緒愈來愈焦躁。

原本開朗、溫柔的家人，往往會因此開始互相感到厭煩，說些難聽的話，或是採取攻擊性的態度。

這樣的日子會持續相當長的一段時間，因此，就連照顧者都感到疲憊也不奇怪。

家人要怎麼照顧患者，才能盡可能地不感到疲憊呢？

首先，**關鍵在於，不要受到患者症狀變化的影響，不要誤以為是自己的錯。**

2

憂鬱症的波動是症狀，絕對不是照顧者的問題

憂鬱症的「波動」是症狀的1種

憂鬱的症狀是為了讓患者本人待在安全的地方，累積能量，所以活動身體或是情感動搖導致能量減少時，症狀會更加嚴重。因為這個變化相當急促，所以會讓人覺得像是「波浪」一樣。

舉例來說，假設早上起床後想著「今天感覺好多了」，決定出門散步。散步消耗體力，上升的波動可能會一口氣往下降。如此一來，就會產生無力感，覺得「連散步都做

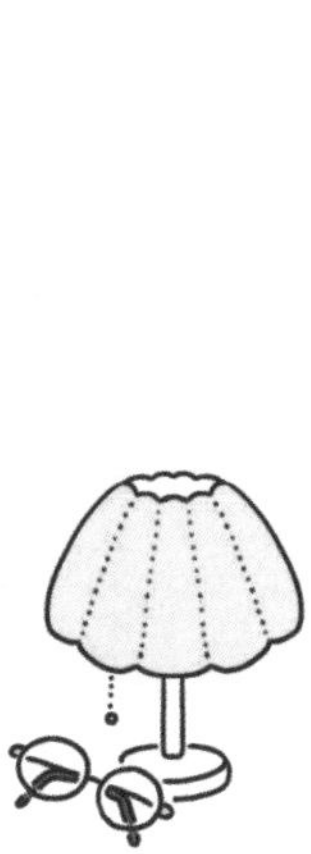

不到的自己好沒用」。

當稍作休息，能量恢復後，波動又會往上，這時患者又會精神飽滿地想說「心情果然很好，久違來洗個澡吧！」，結果洗完澡疲憊不已，又會責怪自己「太過得意忘形才會想不開去洗澡……」。

天氣也會引起波動。即便是健康的人，在低氣壓來襲而變天時，也可能會出現頭痛、頭暈、身體感到倦怠等症狀。罹患憂鬱症的患者，在面對天氣變化時，感受到的痛苦會是一般人的2、3倍，進而消耗能量，形成劇烈的波動。

憂鬱的波動是憂鬱狀態的一種特徵。

然而，無論是患者本人還是在身旁看著他的照顧者都很痛苦，所以一不小心就會開始尋找造成波動的原因。結果，不管是本人和照顧者往往都會責怪自己。例如「是我（患者）太鬆懈了」、「都是因為我（照顧者）建議他那種事」等。

面對波動時，患者和其身邊的人都不必責怪自己。

請將波動當作是憂鬱的本質，也就是一種症狀。

必須以積極的想法放棄掙扎，像是「很痛苦很討厭，但還是只能接受」。

冷靜應對

姑且接受憂鬱的波動後，身邊的人該怎麼做才好呢？

答案是「冷靜應對」。

患者可能會訴說想死的念頭，希望照顧者即便內心感到不安，也能夠冷靜應對。

因為憂鬱的人正處於焦慮、恐慌，在自己與自己的戰鬥中消耗殆盡的狀態。

這時，如果重要的家人也跟著動搖，患者就會覺得「果然沒有人幫得了我（不安、沒信心）」、「家人因為我很痛苦（自責）」。

或許還會為了避免讓家人擔心，擠出力氣，裝作若無其事的樣子。

這個行為對患者來說會帶來3倍的負擔，很快就會以情緒大幅下降（倦怠感）的方

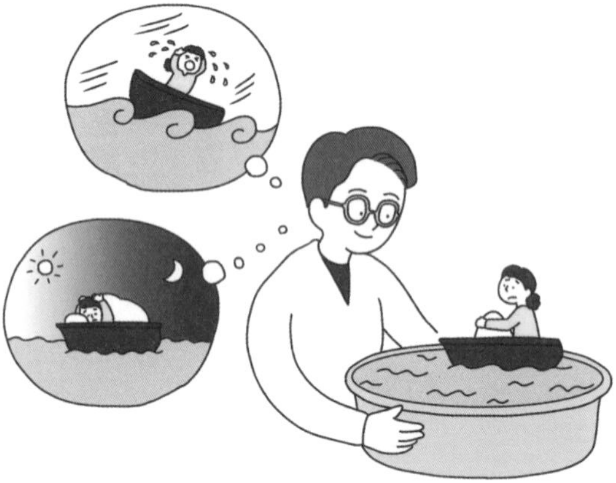

式回撲到患者身上。

只要各位在照顧憂鬱症患者時能夠堅持保持冷靜，就能夠避免發生這種情況。內心相當動搖也沒關係，即便是演戲也好，請坦然地表示「一定可以克服的」。

這時，如果事前已經完全理解本書介紹的「何謂憂鬱症」，就會覺得「也是可能會有這樣的情況」，並冷靜地應對。

了解「患者彷彿變成別人、憂鬱會有上下波動，而且會隨著日子或時間而變化、波動會立即平靜下來」，如此一來，就能夠不受波動動搖。

3

「守護」與「忍耐」不同

何謂守護？

心理專家經常會給予患者身邊的人一個建議：「請在旁多多守護患者」。

不過，在聽到專家說「請守護患者」，通常都會疑惑具體上要怎麼做比較好。

此外，也有人會覺得自己受到威脅，覺得專家是在說「如果患者出了什麼事，都是你的責任」。

「守護」一詞具有「看守」、「關護」這兩個意思，因此是一種包含「關護」要素，密

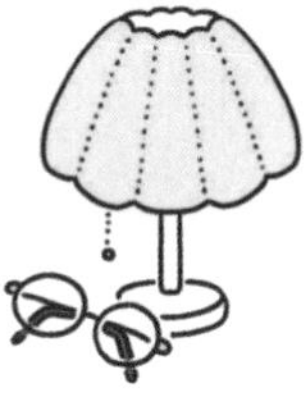

切注意親人的狀態。

以養育孩子為例，為了讓孩子在精神上和社會上自立，使其在成長過程中不至於偏離太多，要關心並注意他們的成長情況，這就是所謂的「守護」。

具體來說，應該抱持著關心的態度，仔細觀察孩子自己思考、行動，從成功或失敗的經驗中學習的過程。如有必要，在聽取孩子的想法後，可以給予最低限度的幫助，以及能夠增加勇氣和察覺錯誤的建議。

不過，守護孩子和守護憂鬱症患者有一點不同。

一樣要「關護」，但是要盡量避免給予患者鼓勵和建議。

「守護」憂鬱症患者的訣竅

守護憂鬱症患者時，很容易會因為過於擔憂，不小心對患者說「昨天幾點睡、幾點起床？」、「要不要活動一下身體呢？」。

然而，患者正處於3倍模式，很容易產生罪惡感、無力感、不安感、負擔感，所以對他們來說這些話會讓人感到痛苦，覺得「自己不被信任（無力感）」、「我連活動身體都做不到，好沒用（自責感、無力感）」。

重要的是要在了解憂鬱症痛苦的基礎上，保持一定的距離守護患者，並用言語和態度來表達「無論發生什麼事，我都會幫助你，有需要時隨時都可以跟我說」。

用更直白的方式來說的話，就是**不要改變患者本人的想法和行為。**

盡量不要建議患者改善憂鬱症狀，例如沒有自信、過於自責、不吃飯、熬夜、想死等，也不要為此做任何事情。無論多麼友善的話語，只要是「希望患者改變」的內容都禁止，也不可以使用無聲的壓力來逼迫他們。

換言之，**要有積極的「放棄」意識。**

我知道這對家人來說相當困難，但這就是我要教給各位的最大訣竅。

在知道不能改變患者後，接下來應該做些什麼才好？

具體來說，只要在日常給予更多的幫助即可。

平常照顧感冒的人時，會幫他們煮飯、洗衣服、購物，也給予患者相同的幫助吧！

此外，**關心患者身體狀況的變化時，不要為此感到高興或難過。當患者不想說話時，不要勉強他們開口，不過當他們想說時，要當1位稱職的傾聽者。這就是「守護」憂鬱症患者的方法。**

「守護」與「忍耐」不同

在他人說「尊重對方，不要自作主張，在對方要求時給予幫助即可」時，不知為何，聽起來可能會有1種「這不就是要我繼續忍耐嗎？」的感覺。

的確，在對憂鬱症一無所知的情況下，親人早上起不來，或者剛剛還很有精神，突然變得很萎靡，可能會想要「他好好振作」或是「找出原因」。

不過，已經閱讀本書到這裡的各位，現在的想法是不是已經不同了呢？

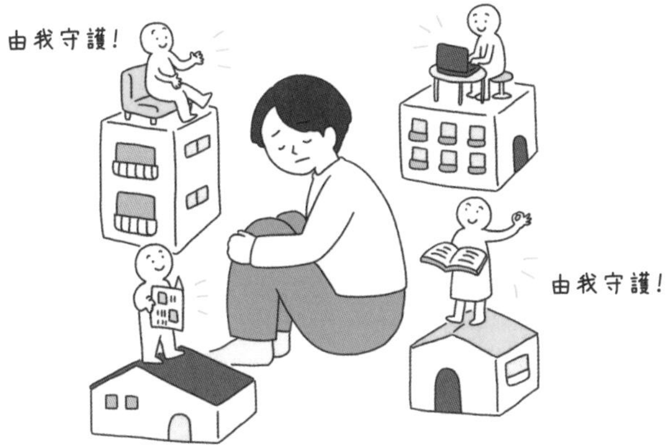

各位已經了解何謂憂鬱症，以及憂鬱症患者的思考方式，面對親人的言行，不是從自己的價值觀，而是從新的角度來看待，例如「現在是○○狀態，所以才這麼做」、「一定是△△，才會這副樣子」。

因此，不僅是「忍耐」，還能夠做到「守護」。

自我控制的力量就是本書教授給各位的「智慧」。

務必**善用智慧的力量幫助患者，而不是依賴忍耐。**

4

活用漫畫、書本和支援網來共享痛苦

可以活用的工具愈來愈多

智慧會成為各位冷靜幫助患者的力量。

隨著社會對憂鬱症的認識日益增加，有愈來愈多人公開自己患有（或曾患有）憂鬱症的趨勢。

例如，日本搞笑藝人NINETY-NINE的岡村隆史、海王星的明倉潤、男演員武田鐵、女演員木之實奈奈，以及運動員大坂直美等，許多知名人士都公開了自己曾罹患憂鬱症

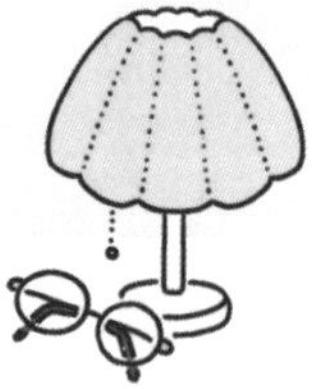

的經歷。

藉由閱讀（或傾聽）這些人的經驗談，可以想像出親人有多痛苦。

除此之外，還有描寫憂鬱症的小說和漫畫，只要在網路搜尋「憂鬱症漫畫」、「憂鬱症小說」等，就會出現許多作品。

例如《ママのうつ病をなめてたら、死にそうになりました。》（上野りゅうじん・文華社）、《美大生がうつ病になった話》（ねこじま・no9，Inc.）等。

在這些小說和漫畫中，可以了解有關憂鬱症的知識，尤其是健康的人是如何罹患憂鬱症，又是怎麼康復的。

此外，醫院、製藥公司、日本厚生勞動省的官方網站上也詳細地說明何謂憂鬱症，以及治療的方法，並刊登諮商窗口等資訊，可以多加參考。

「不是只有我」的想法有時也能拯救人

即便減輕了對於「未知」的焦慮，也不代表痛苦和難受都會消失，那該怎麼辦呢？

家人中有人罹患憂鬱症或精神疾病的家庭，可以藉由董氏基金會、台灣憂鬱症防治協會與各個社群媒體社團等所開設、舉辦的互助會來分擔壓力、共享煩惱，以及相互合作、支持。

每個互助會開辦的頻率各不相同，但也有不少地方會定期舉辦各種活動，例如憂鬱症照顧者間的交流、家庭問題諮詢、邀請專家開學習會等。最近也開始能以線上會議的方式來參與。

當感到不安或痛苦時，與處境相似的人交談會得到很大的幫助。

活用各種工具，
有時也能得到救贖！

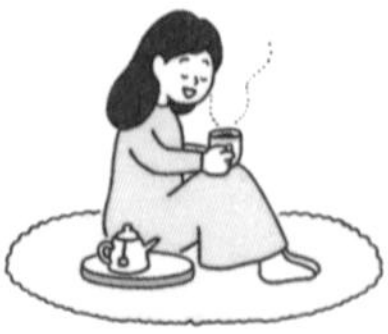

相關書籍

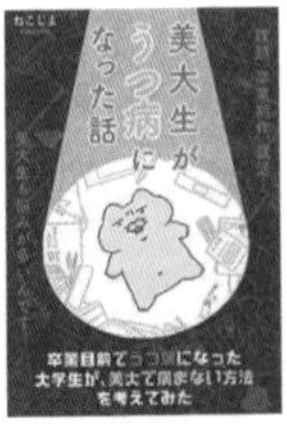

『美大生がうつ病になった話』
ねこじま
no9, Inc.
2020年10月

散文中講述一位美大生在大四暑假，臨近畢業時被診斷出患有憂鬱症的經驗。書中穿插了部分漫畫，閱讀起來更生動。

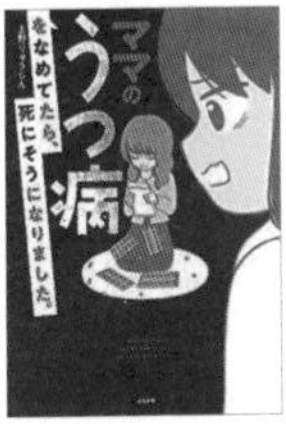

『ママのうつ病をなめてたら、死にそうになりました。』
上野りゅうじん
文華社
2021年 1 月

漫畫隨筆。描寫青春期的孩子，在面對罹患憂鬱症的父母時的辛苦和煩惱。

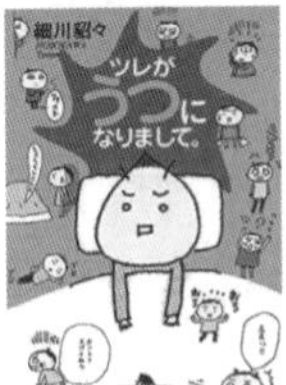

『ツレがうつになりまして。』
細川貂々
幻冬社
2006年 3 月

該漫畫隨筆描寫了丈夫因為公司繁重的工作和壓力罹患憂鬱症，太太用愛和幽默來支持他的日子。

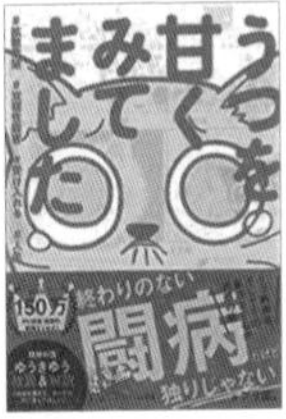

『うつを甘くみてました』
ブリ猫。
文華社
2018年 8 月

紀錄真實事件的散文，「希望所有自責的人都可以讀一讀這本著作」。同時也可以從家屬的角度了解照顧患者時的想法和心情。

5

外宿飯店拉開距離，對患者來說也有益

疲憊時保持人身距離也很重要

長期照護罹患憂鬱症的親人其實非常辛苦。

愈是認真地對待患者本人，愈容易產生「我要努力幫助他」、「我要努力生活」的想法；愈是替家人著想的丈夫和妻子、愈是關心孩子的父母，愈會努力過度，這些結果都會讓「各位」精疲力盡。

起初各位只要努力就能夠設法過幾天日子，不過總有一天必定會達到極限。

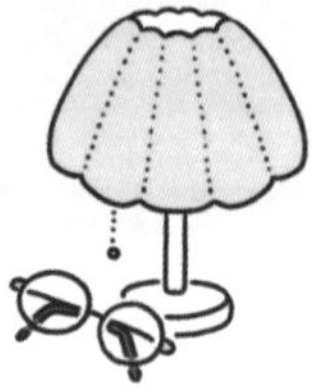

如此一來，可能導致各位對患者的不滿增加，或是感到憤怒，例如「我明明都這麼努力了！」、「我明明都已經退讓這麼多了！」、「你都不懂我的心情」。

根據情況，還可能會對患者過度保護或干涉，或是將自己的情緒發洩在患者身上，使罹患憂鬱症的親人感到受傷。

當覺得自己「太過努力」或是「好累」時，建議可以與患者保持距離。

舉例來說，在飯店住1晚轉換心情，或是找1個能夠信任的人幫忙照顧患者，放1天假（哪怕是幾個小時也可以）外出晃晃等。推薦可以在喜歡的咖啡廳與朋友聊天、在公園或圖書館看書、在公眾浴場或是澡堂悠哉地度過，或是在海邊或河岸邊發呆等，像這樣自由使用自己的時間，有助於緩解壓力。

如果無法在人身上保持距離，也可以嘗試在心理上拉開距離。只要擁有在某種程度能夠沉迷於興趣的時間，就能暫時擺脫對患者的擔憂，例如聽音樂、看電影或看影片、做料理、玩遊戲等。

各位覺得輕鬆，親人也會放鬆許多

當各位的疲憊程度進入第2階段後，面對患者的言語和態度時，就會受到2倍的衝擊和傷害，而且需要花費2倍的時間才能夠恢復。

這麼一來，患者也會對傷害了各位，感受到兩到3倍的罪惡感，擔心自己會被拋棄，內心充滿2到3倍的不安，還會因此消耗能量。

只要各位感到輕鬆，就不會累積疲勞，親人也會放鬆許多。

因此，除了保持距離外，也要知道還有其他人願意幫助各位。

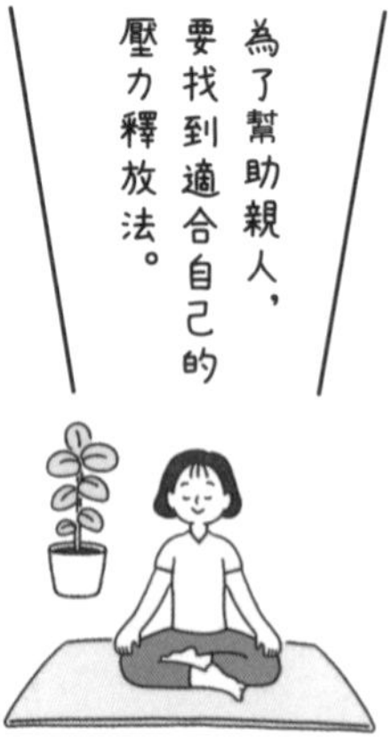

6 知道有可以討論的專家（心理諮商師、健康保健諮詢師、心理衛生社工）

了解各種專家以及活用這些管道的方法

在緊急情況下，借助專家的力量是非常好的辦法。

以下將會針對日本的諮商心理師、健康保健諮詢師、心理衛生社工這３種職業，分別解釋是哪一方面的專家，以及會提供什麼樣的幫助。

正如之前多次提到的，長期照顧罹患憂鬱症的親人並不輕鬆。

為了保護自己，最好了解一下可以向哪些專家諮詢以及尋求幫助。

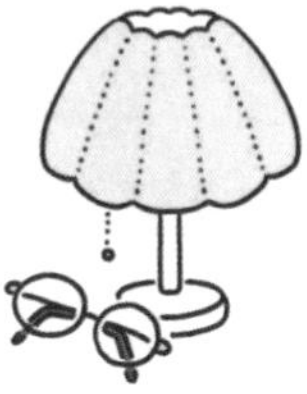

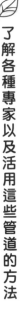

諮商心理師提供哪種幫助？

諮商心理師是心理專家，主要是傾聽他人的煩惱，同理對方的心情，幫助諮商者自己解決問題，並為他們提供必要的建議。

諮商心理師的專業領域相當廣泛，也有人是透過傾聽、對話等方式來解決諮商者煩惱，或是進行心理治療。

以日本來說，分成擁有國家資格證照的公認心理師，以及民間資格證照的臨床心理師、產業諮詢師。不過，如果憂鬱症患者正在接受治療，或是照護者正在尋求幫助，建議尋找對憂鬱症有豐富經驗的諮商心理師。

尤其是，能夠應對本書介紹的憂鬱狀態，並在病程中提供專業建議至患者成功重返職場的諮商心理師並不多。此外，與憂鬱症患者的溝通也需要特殊的技巧。

在面對諮商師前，各位可能會期待能夠嘗試到各種療法，不過諮商心理師最能幫上忙的部分是，幫諮商者保守祕密，並以肯定的態度來傾聽他們的煩惱。

例如，當各位自己尋求心理諮商時，可能一方面是想幫助患者，但一方面又想就此結束，什麼都不想思考，想毀滅一切。若是獨自懷抱著這種沒有希望的想法，就會陷入自責感中。

這時候如果有機會跟第 3 者傾訴自己所有的想法，而且內容不會遭到洩漏，對方也不會否認自己的想法，就會感覺輕鬆許多。

健康保健諮詢師提供哪種幫助？

健康保健諮詢師是兼具護理師資格的醫療專業人員，主要是透過傳授保健知識，為預防疾病和保持健康做出貢獻。由於其工作性質是守護大眾的健康，主要任職於保健中心、醫療站或是診所。

保健所和保健中心接受諮詢的範圍相當廣泛，舉凡與心理健康、保健、醫療、衛生福利相關範圍的諮詢，以及未接受治療、治療中斷者的就診諮詢，更甚至青春期問題、家裡蹲問題、酒精和藥物依賴等家庭諮詢等。而在日本，健康保健諮詢師在前一陣子應對COVID－19疫情方面表現相當突出，使日本民眾至今仍記憶猶新。

根據諮詢者的要求，有時還會出勤至諮詢者的家裡，但如果想與他們面談或是請他們來訪，可能需要事前先預約。

健康保健諮詢師負責的是被分配到的地區，所以提供諮詢服務的是負責各位居住地區的諮詢師。

心理衛生社工（國家證照）提供哪種幫助？

心理衛生社工的主要工作是照護出院的精神病患，以及幫助他們回歸社會。基本上是幫助精神病患解決問題，也就是說，就使用地區設施和回歸社會提供相關諮詢，並為他們參與社會提供支援。

工作地點包括醫療機構、地方自治團體、衛生所、心理衛生中心、基金會等，不過如果各位是要針對憂鬱症尋求諮商，建議前往心理衛生中心。心理衛生中心提供與心理疾病有關問題的諮詢、與醫療和支援機構相關的資訊，以及精神科日間照護等服務。服務範圍取決於各中心的規模，不過除了心理衛生社工，心理衛生中心也會有醫師和臨床心理師，因此，不僅是患者本人，其家人和身邊的人也可以尋求各方面的諮詢。

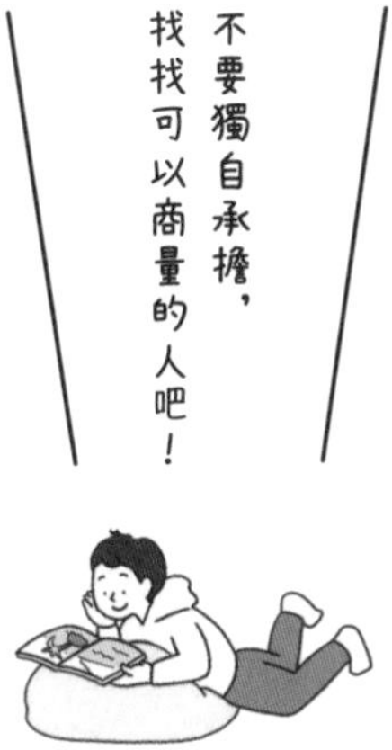

7

想要讓患者放輕鬆時該考慮到的事

罹患非典型憂鬱症的可能性

各位知道非典型憂鬱症嗎？

直到幾年前都還有人稱之為「新型憂鬱症」，隨著診斷標準的更新，最後定義為「非典型憂鬱症」。

然而，這並不是最近才出現的「新型憂鬱症」，只是將以前就有的疾病重新分類、定義罷了而已。

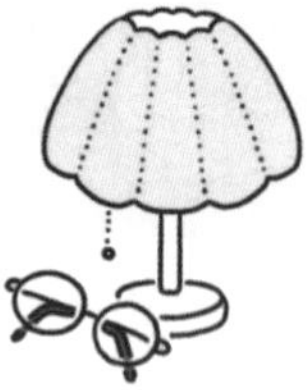

本質上與一般的憂鬱症相同，都是因為能量低迷而發病，然而看起來卻有所不同，因此更難發現，還很容易遭到誤會。有時也被稱為「年輕人的憂鬱症」、「現代憂鬱症」。

若是一般的憂鬱症，患者憂鬱情緒強烈，對原本喜歡的事情變得不感興趣並且毫無幹勁，然而，**非典型憂鬱症並非如此，患者依然可以做自己有興趣或是喜歡的事情。**

身體狀況也不同，相較於典型的憂鬱症會出現睡眠障礙或食慾不振的症狀，非典型憂鬱症通常都可以正常睡覺和吃飯。以先前介紹的 3 階段疲勞模式來說，是「第 2 階段，也就是幾乎沒有身體上的症狀，只有出現不良波動時才會有明顯的精神症狀」。

尤其是年輕人，大部分都能忍受第 2 階段的痛苦，佯裝成與平常無異。

非典型憂鬱症患者在情緒正常的時候，完全沒有任何症狀，或是看起來絲毫沒有異狀，因此在情緒低落時，周圍的人會覺得「是不是在說謊」、「是不是在撒嬌」、「是不是只是想偷懶」。

此外，非典型憂鬱症患者大多不會責怪自己，而是對自己以外的人和社會感到厭煩，並將錯怪罪在他人身上，看起來就像個自私的人。這點與其說是憂鬱症的本質，不如說是反映了社會價值觀的變化。

與典型的憂鬱症不同，非典型憂鬱症看起來並不那麼痛苦，但事實絕非如此。患者可能會感到身體沉重，對任何事都感到「厭煩」，或是對人際關係過度敏感、不安，突然開始哭泣或發怒。

身邊的人應該要理解這不是在「撒嬌」而是「生病」，如果患者沒有自覺，可以鼓勵他去就診或是諮詢專家。

即便如此看起來還是很懶散的時候

在理解患者本人的痛苦程度和憂鬱症後，一起生活時還是會對患者產生「只是一味地在逃避吧？」、「應該可以更加努力吧？」、「必須要再嚴格一點」的想法。

然而，當我們實際聽到患者本人的心聲後得知，幾乎所有人都對於自己成為麻煩製造

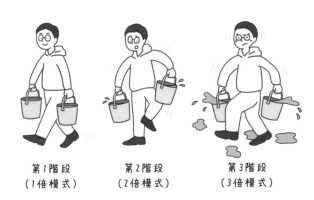

第1階段（1倍模式）　第2階段（2倍模式）　第3階段（3倍模式）

者感到極度強烈的無力感和罪惡感，並急切地想要恢復健康，回到過著充實生活的時候。

第2階段倦怠感到的是2倍的負擔感，第3階段疲勞則是3倍的負擔感。

尤其是必須忍耐或是得做「討厭」的事情時，與做自己喜歡的事情相比，精神上的能量消耗得更劇烈，於是會下意識地迴避，導致看起來會是一副懶散的樣子。

我們向他人解釋時，會表示**第2階段疲勞是單腳站立，第3階段疲勞則是閉著眼單腳站立的狀態**，使之更容易理解。

在正常的情況下（第1階段疲勞），一個人只要覺得必須從10公尺外的地方取水，來為房間裡的植物澆水，就會馬上去做。

但如果那個人是單腳站立的狀態呢？他或許會想說「嗯……還是算了」，若是處於進一步閉上眼睛的狀態，應該就會覺得很辛苦，只能想說讓其他人來做就好。

請盡量將患者的「辛苦程度」具象化。這將會是幫助各位照顧患病親人時，不會感到煩躁的方法之一。

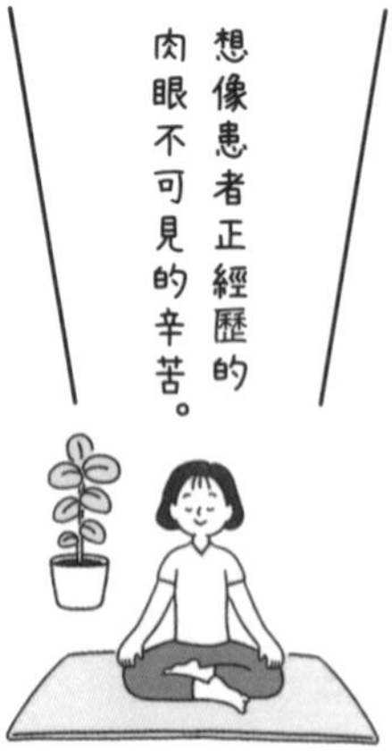

COLUMN

善於利用諮商心理師，與醫療和藥物打交道

治療找醫師，諮詢找諮商心理師

經常有人向我們諮詢「想換醫院」的問題。

實際上只是想要更換主治醫生，但在同一家醫院說不出「想要換主治醫生」這種話，所以才想說「換一家醫院」。其中，大部分的人想換醫生的原因都是「主治醫生不願意聽我說話」。

醫生只有在初診的時候會認真傾聽病患說話。

初診時，為了掌握患者的狀態，會花一段時間仔細聽患者傾訴，例如「從什麼時候開始？為什麼會演變成現在的狀態？」、「這段時間是怎麼過的？」、「現在身心有什麼樣

的不適感，大概是到什麼程度？」」。這是醫生診斷並制定治療方針的必要過程。

不過，從第2次開始，醫生問診的主要目的是確認藥效和症狀的變化，因此會縮短診療時間，不再仔細聆聽患者想要傾訴的日常痛苦和不安。

醫術愈是高明（能對症下藥）的醫生，看的患者就愈多，看診時間自然會縮短。以至於患者或許會覺得「醫生不願意聽我說話」、「這位醫生不適合我」等等，進而想要換主治醫生。

然而，換到新的醫院（主治醫生）後，依然很快就會遇到相同的情況。

再加上，原本藥物治療方面好不容易已經進入正軌，結果因為換醫院，治療方針和服用的藥物改變，症狀再次進入不穩定的狀態，使人又「想要換醫院」。

為了避免出現這種毫無意義的「逛醫生」現象，最好切割成看診和諮商兩部分。面對醫生時，只討論與治療相關，覺得擔憂的地方，例如症狀的變化、藥物的副作用等，伴隨生活的精神痛苦就由諮商心理師來傾聽。

沒有靈丹妙藥

在「逛醫生現象」背後，患者的想法是「應該還沒遇到優秀的醫生」。

我們將這個想法稱為「尋求魔法」。

我們可以理解患者因為痛苦，想要尋求魔法的心情。可惜沒有所謂的魔法，沒有能用魔法治療的醫生和諮商師，當然也沒有靈丹妙藥。

各位是否認為「吃了藥馬上就會有效果」呢？

確實，止痛藥和過敏藥等藥物能夠立即見效，但根據種類，也有一些藥物需要一段時間才能展現出效果。經數據顯示，約有16％的人在吃了憂鬱症藥物後，在2週內見效，有40％左右的人則是過了1到2個月才感受到效果。此外，藥效也會因人而異。

另一方面，副作用帶來的痛苦卻出乎意料地快。

考慮到整體的效果和副作用，要想找到「適合自己的藥物」，只能嘗試看看。名醫並不能馬上告訴患者吃什麼藥適合，而是要透過反覆嘗試、修正才能夠找到。這段過程花費的時間遠比各位想像的還要長。

當患者和其身邊的人不了解這點，覺得醫生開的藥沒有效果，只有強烈的副作用時，對醫生的信任會默默地消失。而且會開始在網路上蒐集各種資料，最後比起正當管道的藥物，對口耳相傳的藥物更感興趣。

接著，他們會深信並覺得從網路上找到的藥才是靈丹妙藥，一直想著「不知道能不能買到這種藥」。

日本從2014年開始解除網路販售藥物的禁令，包括藥局和藥妝店，現在有2000多個網購平台，但是無法購買到需要醫生處方簽的藥品。擅自販售處方藥網站，就是所謂的「非法網站」。

此外，還有一些公司會以個人名義進口國外藥品，不過廣告未經批准的藥品不僅違法，其中還有許多偽造的醫藥品，也有可能會引發健康的問題。

最重要的是，應該要想到，與了解病況的主治醫生所開的藥相比，從一個未曾謀面，不曾傾聽患者煩惱的人（網站）那裡所購得的藥物，不可能會更適合患者。

當然，將開給自己的處方藥轉讓給他人也是違法的行為。因此，當症狀改善，不再需要吃藥時，請將剩餘的藥物拿到開處方的醫療機關或藥局等交給相關人員處理，或是詢問處理的方法。

如何適應新的治療法

目前已經開發出許多治療憂鬱症的方法，最新的治療法是「經顱磁刺激治療」。這是一種經由電磁刺激大腦特定部位，增加腦血流量，使下降的功能恢復的治療法。該療法由美國開發，又稱「ＴＭＳ」或「跨顱磁刺激」。

在日本也有一些醫療機關提供自費ＴＭＳ治療的服務，但適應這種新型治療法也需要訣竅。

至今我們已經多次看到各方人士提出各種治療法並掀起熱潮，但不久後便銷聲匿跡的情況。

遺憾的是，治療法中似乎也「沒有魔法」。

正如先前所介紹的，現代的憂鬱症主要是由疲勞引起，所以「某種治療法能夠立即治癒憂鬱症」的情況大多都只是患者感覺良好而已。因此建議最好想成這是「暫時緩解痛苦的效果」所帶來的結果。經過治療，病情持續好轉的案例中，偶爾也有在某個時機點受到壓力減少或體力恢復的影響，症狀有所好轉的情況。

並不是說新型的治療法沒有用，我們也期待醫學的進步。不過，以目前的情況來看，相信新型治療法，以及網路上口耳相傳的資訊，並尋求魔法，生活會過得相當地辛苦。而且若是長期實施這些治療法，卻沒有獲得預期的效果，只會讓人感到更加沮喪。因此，請以輕鬆的心情，例如「如果順利改善代表自己很幸運」來嘗試新型治療法，同時也不要忽視經典的治療法「疲勞管理」。

第 5 章

做好長期抗戰的準備

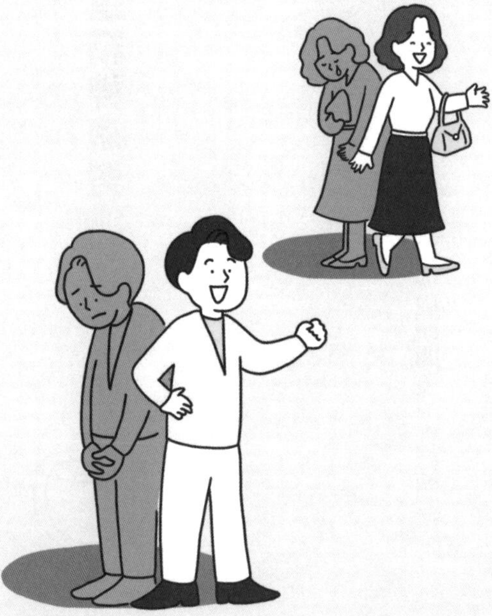

1

「不知道原因的倦怠感」是精神疲勞

長期戰的獨門祕訣

憂鬱症要恢復健康需要很長一段時間，是一場長期戰，患者在這段期間要一直控制自己每日所承受的疲勞。

另一方面，憂鬱症的恢復階段「康復期」是總結自己為罹患憂鬱症的原因，以及為了不再得病，修正自身價值觀和思考習慣的機會。

在本章中，想要介紹一些面對長期戰的獨門祕訣，包括如何預防憂鬱症。

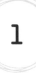

各位知道自己感到疲勞的原因嗎？

經常看到憂鬱症患者的家人，在照顧患者的過程中消耗了許多能量，連自己都罹患憂鬱症的情況。因此，請務必閱讀本章，不僅憂鬱症患者，以下的內容也適用於在旁守護患者的各位。

由於不想失去重要的人，照顧憂鬱患者時會消耗大量的能量。

通常家人的睡眠時間會配合患者失眠跟著減少，再加上，憂鬱症的恢復時間以年為單位，無論如何都會形成消耗戰。

在這種情況下，照顧者會感到不管做什麼，患者都沒有好轉的無力感，以及內心充滿自責感，覺得「父母的教養方法錯誤」、「幫助的方法不對」等，並產生不安感，想著「如果就這樣好不了該怎麼辦……」。

不僅是單純消耗能量，這樣的環境也很容易使家人有憂鬱傾向。

然而，一般都會將注意力放在感到痛苦的患者身上，很難會注意到自己的情況。為了確認各位現在的狀態，請試著回顧過往的自己。

例如，去山上健行，走了大約5個小時，回到家後，不光是雙腿和腰部，整個身體都感到疲憊不堪。或是有文件必須在明天之前完成，熬夜後的第2天不僅眼睛痠痛、肩頸僵硬，腦袋還一片空白，完全無法集中精神。

感到疲勞的原因相當明顯，是肉體和大腦疲勞所引起的疲憊。

然而，你是否曾有過，沒有特別活動身體，工作也沒有到忙碌的程度，但總覺得身體沉重、疲乏無力，白天睏到不行，無論做什麼都覺得累，明明手中有必須完成的工作，卻完全無法打起精神？

這種原因不明的倦怠感是由精神疲勞所引起的，主要是情緒上疲勞。

精神疲勞會慢慢地蠶食精神

精神疲勞一詞，主要是指大腦、情感波動消耗能量而產生的疲勞，與肉體疲勞對應。和肉體疲勞的差異在於，難以有所自覺。

當肉體再進行一項需要消耗大量體力的活動後，肌肉或整個身體都會感到「疲勞」。從而決定再繼續活動。不過，**精神疲勞很難感覺到明顯的「疲勞」，因此往往都會錯過停止活動的機會。**

而且在面對忙碌或細微的壓力時，大部分的人都會想說「大家都很忙」、「不能只有我一個人做不到」，進而決定忍耐。

這就好比是強行拉扯 1 塊布後以扯破告終，或是強行穿上尺寸不合的鞋子，導致腳後跟磨破皮。一般人都知道「不可以勉強」，但依然會勉強忍受忙碌和細微的壓力。

此外，即使多少感到有點勉強，也有不少人會認為「想要努力克服」、「如果這時候示

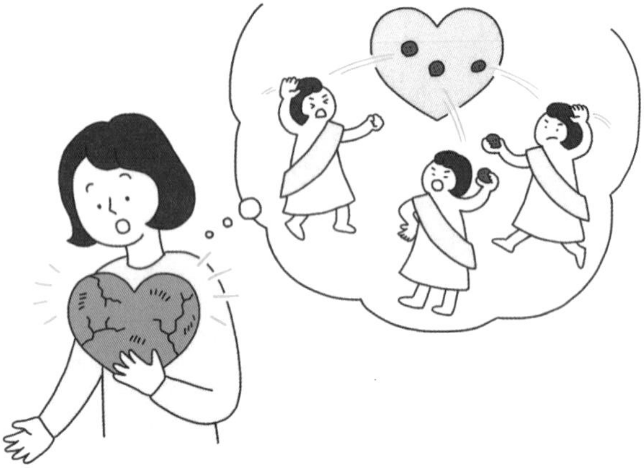

弱，不就代表自己在哪裡都沒有能力完成工作嗎？」」，進而決定繼續做下去。

這種勉強和忍耐會加重精神疲勞，消耗能量。再加上勉強和忍耐會減少睡眠時間，妨礙身體恢復疲勞，當注意到時，已經陷入第２階段疲勞（２倍模式）。

像這樣主要是因為精神疲勞消耗能量時，就會像之前介紹的那樣，具有「難以察覺」的特徵。為了表現這一特徵，有時還會使用「隱性疲勞」一詞來形容。

其中的「隱性」是指在不知不覺靠近的意思。

2 利用人生大事的「壓力評分表」來測量憂鬱程度

何謂人生大事的「壓力評分表」？

以下要介紹的是我們在諮商中經常使用的工具，可以幫助患者掌握因為不知不覺靠近的「隱性疲勞」而更加嚴重的精神疲勞。

我們的人生中會發生各種大事，例如結婚、生產、入學、就業等。有開心的事情，也有像離婚、生病、糾紛、生離死別等悲傷的事情。

這些事件統稱為「人生大事」。將這些人生大事帶來的壓力強度用分數來表示，例如

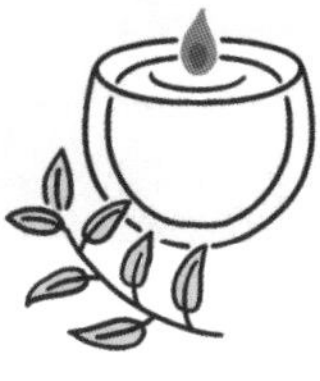

人生大事的壓力評分表

100	配偶去世	38	經濟狀況不佳	23	與主管產生糾紛
73	離婚	37	朋友去世	20	勞動環境變化
65	分居	36	轉職	20	搬家
63	判刑	35	夫妻吵架頻率增加	20	轉學
63	親人去世	31	負債20萬元以上	19	興趣改變
53	受傷或生病	30	存款等減少	19	宗教改變
50	結婚	29	工作職責改變	18	公益活動的變化
47	失業	29	孩子獨立	17	負債20萬元以下
45	離婚調解	29	與親戚產生糾紛	16	睡眠節奏改變
44	家人生病、受傷	28	個人事業成功	15	同居人改變
40	懷孕	26	配偶就業、辭職	15	飲食習慣改變
39	性方面的困難	26	入學、畢業	13	長期休假
39	家人增加	25	生活節奏改變	12	聖誕節
39	新工作	24	習慣改變	11	輕度違法

總計未滿150分：30%、150～300分：50%、超過300分：80%

Holmes & Rahe, 1968

配偶去世100分、結婚50分等，就是所謂的「壓力評分表」。

利用該表，得出近1年經歷的總分，根據總分能夠得知隔年身體不適的機率。具體來說，不到150分的機率是30%、150分到300分的機率是50%、超過300分的機率則是高達80%。

必須注意的是，結婚、升遷（職責變化）、個人事業成功等**開心的事情也會形成壓力。**

近一年來，各位的壓力分數總共幾分呢？

接下來，來計算一下各位去年的總分。親人生病罹患憂鬱症（家人生病、受傷：44分），留職停薪後家庭收入減少（經濟狀況不佳：38分），所以自己必須增加工作量（工作職責改變：29分、工作環境改變：20分）。

因此不得不改變至今的生活節奏（生活節奏改變：25分）與習慣（習慣改變：24分），同時飲食（飲食習慣改變：15分）和睡眠（睡眠節奏改變：16分）也會發生變化。

光是以上幾項，加起來就已經211分，因此今年身體不適的機率為50％。

也許還有其他吻合的項目，所以有不少人的得分會達到300分以上。

透過此表來回顧近一年的情況，**可在一定程度上預測到自己沒有察覺到的隱性疲勞。**

請務必確認自己的壓力得分，若是超過150分，要盡快調整工作節奏或是安排休息等，注意排解累積的壓力（疲勞累積）。

此外，在罹患憂鬱症時，也能夠利用此表找到「為什麼自己會累成這樣」的答案。

當罹患憂鬱症的病患恢復健康，想要知道過去造成自己生病的原因時，不妨參考此表上的大事，利用歷程表（第236頁）來回顧。如果能夠理解自己是因為疲勞而感到沮喪，就可以找到預防的對策。

環境的變化會增加疲勞

在罹患憂鬱症後，可能會想要改變心境或是扭轉現況。如果只是剪個頭髮的程度還沒關係，但也有不少人會想要創業、轉職或是離婚。

在這種時候，我們諮商心理師會更為謹慎地幫助患者。

創業、轉職（轉學）、調職、搬家、離婚的共同點是什麼？

沒錯，就是**「生活環境大幅改變」**。以下以調職為例。

首先，在決定調職後到真的異動前，會發生什麼事情呢？

必須整理、打掃至今在這個職場使用的辦公桌、置物櫃，以及周圍環境。根據職位，不僅是公司內部，有些人也需要向客戶打招呼。此外，要做的事情堆積如山，例如為了辦理轉調，還要去政府機關辦理育兒津貼等居住地變更手續。辦理水、電、瓦斯的過戶手續、郵件轉寄手續等。如果是承租的房子，可能還要面對退租前的檢查。

以上這些事都是在工作的同時完成，所以在去到新環境前，就已經非常疲憊。

接著，才總算調到了新的職位。

再加上，之前就算放空也能夠順利地上下班，但調職後，路線、交通工具、通勤時間都會改變，在習慣之前必須花費許多心思。

周圍的人際關係也會發生劇烈的變化。在新環境中，直到了解對方是什麼樣的人之前，行事都必須非常小心。而且也會在意對方是怎麼看待自己的。

這裡具體描述了調職、搬家時會發生什麼情況，若是創業，甚至還要為資金週轉等費盡心思。

如上所述，這些任何人都可能經歷過的大事，消耗的能量意外地多。請再回想一下之前的生活大事壓力評分表。

在罹患憂鬱症後，會非常渴望改變生活環境，然而，基本上直到回到第1階段疲勞前，我們都建議推遲這些計畫，就算真的要改變，起碼要恢復到第2階段疲勞的程度。

即便如此還是必須要改變時，請找其他人幫忙。

此外，我們還會事前向患者說明、告誡，在做完這件大事後，疲勞狀態會持續相當長的一段時間，必須確實休養。

3

「失眠」是唯一顯而易見的憂鬱預兆

睡得好嗎？

確認睡眠狀況，是有效檢驗出隱藏疲勞的方法之一。

２０１０年，日本內閣府實施「睡眠運動」，宣傳口號是「爸爸你睡得好嗎？」

第49頁介紹的憂鬱症狀中，有許多症狀只要患者本人想要無視，就能假裝看不到。但其中，睡眠帶來的痛苦是比較多人會察覺到的問題。

我們在進行諮商的過程中覺得「這個人感覺好累」時，會在傾聽到一定程度後，詢問

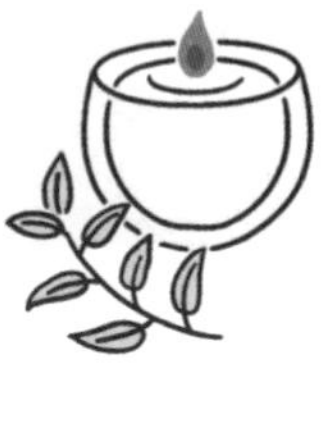

對方「最近睡得好嗎？」。

接著，會有不少人會察覺到睡不好的痛苦，例如「這麼說來，最近都睡不太好」、「很淺眠，一點動靜就會醒來」。另一方面，也有一些人早已接受睡不好的事實，表示「從以前就都只睡4、5個小時」。

如果發現自己有失眠的問題，就要有意識地增加睡眠時間。同時減少工作等活動，以便度調整成能夠恢復疲勞的生活。

若是尚未察覺到自己失眠，請利用上表進行自我檢測。只要符合3項以上，就代表已經處於失眠狀態。

失眠的特徵

- ☑ 相較於過去，要躺更久才能夠入睡。
- ☑ 最近就算睡著了，半夜也會多次醒來。
- ☑ 比以前還要早起，醒來後完全睡不著。
- ☑ 最近很淺眠，感覺沒有睡飽。
- ☑ 由於沒有睡好，情緒低落，感到煩躁。
- ☑ 由於沒有睡好，注意力、專注力、記憶力下降，對工作、讀書、家事等日常生活造成妨礙。
- ☑ 由於沒有睡好，白天想睡到不行。
- ☑ 由於沒有睡好，身體感到不適，例如頭痛、肩膀僵硬、腸胃痛等。
- ☑ 由於沒有睡好，很在意睡眠的情況，害怕又會睡不著。
- ☑ 由於沒有睡好，容易感到疲憊，沒有幹勁。

此外，試著將現在與前一陣子的睡眠情況進行比較也會得到效果。

不妨回想自己健康時的睡眠情況，嘗試比較上床睡覺的時間、睡得好不好、熟睡感、早上醒來時的心情等。

舉例來說，有人會表示「從上床睡覺到起床總共睡了8個小時，所以睡得很好」，但那只是他個人的想法，仔細回想的話，會發現作夢的時間比以前長，或是上廁所的次數增加，可能根本就沒睡好。

沒有意識到自己失眠，但總覺得不舒服的人，首先請試著多睡覺。有不少人在情況好轉後，就會發現「原來之前都睡眠不足」。

目標睡眠時間大約為8個小時

相信有許多人都認為「必須睡覺」、「想要睡覺」。

電視、書籍、網路等，刊載了各種與睡眠法有關的資訊，但也有不少人照著做後，卻反而睡不著……。各位可能會在意睡眠的品質、節奏、時間等，不過最好的辦法是，**大概想說「就睡8個小時」會比較好。**

然而，也有人隨著年齡的增長，無法睡滿8個小時。

無論我們怎麼讓自己不睡覺，也總是會在某些時候睡著，也就是說，人類絕對會確保必要的睡眠，因此沒有必要過度在意睡眠不足這件事。

只要第2天能夠精神飽滿地活動，就可以當作沒問題。

不過，**請記住1個大原則，當開始感到身體不適時，就要比平時多睡1個小時，或是試著睡到8個小時以上。**

4

隨著年齡的增長，愈來愈難舒緩倦怠感

隨著年齡的增長，能量會下降，維持身體所需的能量卻會增加

中醫認為體內循環著「氣、血、水」3個要素，透過3者保持平衡，就能維持健康。

其中「氣」相當於「精力」、「精神力」等能量，這些氣被稱為是「能量球」，像大型氣球或平衡球一樣呈球體狀，分布在身體各處。

能量球的大小因人而異。充滿活力、精力充沛的人，能量球較大，內斂、沉穩的人則是較小，但有以下2個共同點。

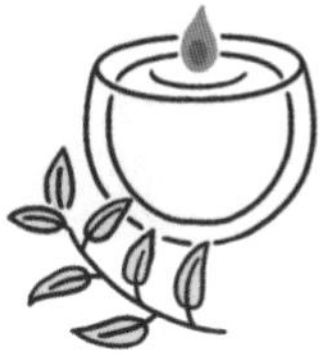

・人的能量球會隨著年齡而縮小。
・隨著年齡的增長，人維持身心健康所需的能量會增加。

年輕的時候，體內的能量球大，消耗的能量少，所以能量很充沛。因此，即便心情低落，也能馬上忘記難過的事或是順利轉換心情，恢復速度相當快。

然而，隨著年齡的增加，原本的能量球會縮小，用來維持身心的能量會增加，剩餘的能量減少，恢復的時間自然也就愈長。

可以將能量想像成智慧型手機的電池（充電式電池）。

電池還全新的時候，就算使用時間很長，也都夠用，而且充電速度相當快。不過，若是手機用了3年，充飽電後可使用的時間會縮短，而且每天都要多次充電（充電時間變長）。

我們的身體也是同樣的道理。

「35歲危機」的視角

接下來，讓我們一起來思考一下，人生中能量總量和消耗量的變化。

到20歲為止，體內的能量充足，只要想著自己的事生活即可，活動量並不大。不過，隨著年齡的增長，工作上責任愈來愈繁重，也會愈來愈擔心家人、父母和自身未來。同時，從30歲開始，體力會不可避免地下降，比以前更容易感到疲勞。**每週的疲勞收支（擁有的能量總量與消耗量）出現逆轉的轉折點大約就在35歲到45歲之間。**

因為要花時間恢復疲勞，許多人的週末行程都會自然而然地從「玩樂轉換心情」變成「好好休息」。

不過，原本能量愈高的人愈沒辦法察覺到這個變化，進而執著於「表面工夫」與下一節說明的「狂歡型」壓力釋放法，往往會導致憂鬱症惡化或是身體健康出問題。

35 歲危機

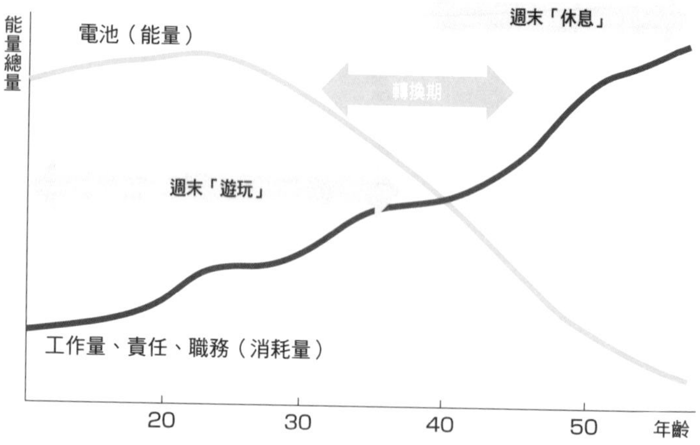

各位在照顧的憂鬱症患者現在幾歲呢？

各位又是幾歲呢？

從35歲到45歲是能量總量和消耗量逆轉的分歧點，內心很有可能會因此受挫。

5

電影、香氛、手工藝……開發療癒型的壓力釋放法

各位用什麼方法消除壓力？

接下來要了解的是釋放壓力的方法。為什麼要了解這個呢？因為有些人自認為的壓力釋放法，有時候反而會增加壓力。

希望憂鬱症病患也一起回顧，試著客觀地分析自己釋放壓力的方法。

感到壓力大的時候，我們通常都會採取某種方式來應對。一般都會選擇做一些刺激、有趣的事情，例如運動、旅行、賭博、購物、與異性約會等，我們稱之為「狂歡型」壓

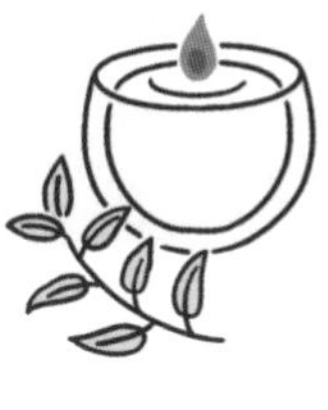

壓力釋放法的種類

「療癒型」

慢慢地釋放

- ○ 休息（睡午覺）
- ○ 閱讀
- ○ 與動物接觸
- ○ 說話
- ○ 森林浴
- ○ 音樂、藝術鑑賞
- ○ 悠閒地品嚐美味的食物

優點：不會覺得疲憊的方法，能夠補充能量
缺點：缺乏快感、刺激感

「狂歡型」

利用刺激、快樂的行為來釋放

- ○ 運動
- ○ 旅行
- ○ 看演唱會
- ○ 上網
- ○ 購物
- ○ 賭博
- ○ 參加酒會

優點：短期內效果拔群（尤其是排解不高興的情緒）
缺點：本身就必須消耗大量能量

力釋放法。

這個釋放法可以藉由快樂舒服的感覺來忘記不安、自責、憤怒等討厭的事情。也很容易得到覺得休假日過得很有意義的充實感。

然而，「狂歡型」壓力釋放法的特性是本身就會消耗大量能量。因此，在第2、第3階段疲勞的狀態下採取這種方法，反而會感到更加疲勞。

年輕的時候，也就是**35歲之前，只用「狂歡型」壓力釋放法就可以順利消除壓力，但在年齡增長後，除了「狂歡型」壓**

力釋放法，還要學會更加溫和、更節省能量的方法。

這種不太會感到疲憊的方法稱為「療癒型」壓力釋放法。

何謂療癒型壓力釋放法？

所謂的「療癒型」壓力釋放法是指，快感和刺激感小，活動量不大，有望恢復能量（或是減少消耗）的方法。

首先最有效的方法是，確保能夠休息的時間並好好睡覺。

除此之外，聽喜歡的音樂、接受芳香療法或是按摩舒壓，以及接觸動物也有放鬆的效果。悠閒地品嚐美食，或者與值得信任的人聊天也是不錯的方式。

建議閱讀時不要過度專注，而是輕鬆閱讀，即便讀到一半便中斷也沒關係。電影也是如此，相較恐怖片、懸疑片、動作片等刺激性強的主題，應該要看可在短時間內輕鬆享受的內容，也有愈來愈多人會善用網路影片來釋放壓力。

如果擁有好幾個「療癒型」壓力釋放法，就可以應對各種壓力。因此，請務必要找到適合自己的「療癒型」壓力釋放法。

找到可以因應各種情況的「療癒型」壓力釋放法。

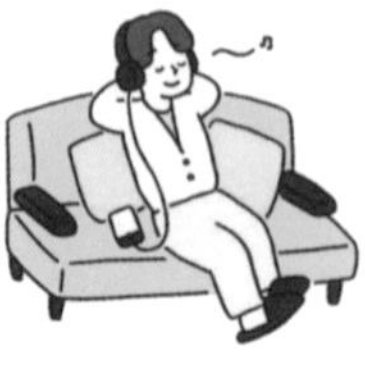

6 下定決心「休息」並練習「休息」

一開始最難的是下定決心「休息」

「累了就休息。」

相信各位時常會在公司或是家裡聽到這句話，或許連自己都可能說過。

然而，要做到「休息」並不是件易事。

憂鬱症患者應該回想當時為什麼無法休息。

如果各位現在正在照顧患病的親人，也許現在正是「休息的時候」。

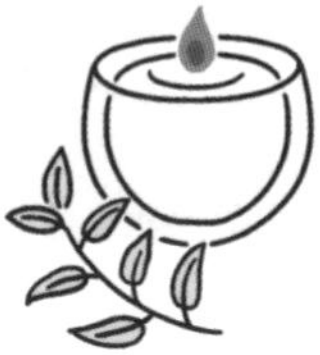

「想要休息，但卻怎麼樣也無法休息」、「即使很辛苦，比起交給別人，自己做更快」，如果有以上的想法，可能已經處於第2階段疲勞的狀態。

在處於第1階段疲勞的健康狀態時，會想說「對啊，好累喔！休息一下好了」。不過，在進入第2階段、第3階段疲勞後，思考方向會極度憂鬱，所以會害怕「萬一」（不安感）、無法依賴他人（自責感、對人感到恐懼）。

而且向他人請求幫助，也會覺得相當負擔。

這種時候無法休息的人，大部分都是本來就很努力，至今都是忍受著難受和痛苦跨越重重難關。

如果精神狀態良好還沒問題，不過一旦進到第2階段疲勞，即便需要休息，也會固執地想著「只要我堅持努力就能做到」。

尤其是正在工作的人，因為休息會刺激4個痛處，通常都會強烈排斥休息這件事。

然而，如果繼續工作，就會陷入更加疲勞，進而因犯錯等喪失信心的惡性循環。

憂鬱「不是脆弱，是單純的疲勞」。因為是疲勞，可以藉由休息來恢復健康。

當身體出現各種不適症狀，例如睡不著、吃不下、大腦無法運轉導致失誤增加、疲勞難以消除時，就是下定決心「必須休息」的時機。

「休息必須練習」

即便看完醫生，決定留職停薪，營造休息的環境並進入休養期，仍有許多人來諮商「無法好好休息」的問題。

首先要理解1點，「罹患憂鬱症會使人難以休息」這個現象（症狀）。以此為前提，應該從健康的時候就開始練習休息。也就是說，精神狀態良好時也無法休息的人，罹患憂鬱症後更難以休息。

無法休息有2個原因：「執著」與「不知道休息的方法」。

一直以來都是藉由「努力」來克服困難的人，在休息的期間，也會執著於「用努力

（只靠自己努力）來克服」的想法。

例如，利用喝酒、抽菸、賭博、玩遊戲、購物及運動等方式來釋放壓力的人，會繼續使用相同的方式「加油」。

如此一來，儘管當下感到愉悅也會消耗能量，使人更加疲勞。

另外，若是對不知道如何休息的人說「只要好好休息就可以了，請放空什麼都不要想」，他們也會因為罪惡感、焦慮感和不安感而感到痛苦。

休息本來就是非常重要的一種療癒型壓力釋放法，然而，我們卻會對休息抱有罪惡感，並且無法習慣。

因此，這樣的人必須有意識地「練習休息的方法」。

「練習休息方法」的重點在於，練習拜託他人與練習度過無意義的時間。

試著拜託其他人

首先是，盡量在精神狀態良好時，練習向其他人坦率地說出自己不擅長的事情。

在一項調查中，有超過9成的受訪者表示「只是與人交談，就會讓人輕鬆許多」。如果認為「即便找人商量，也不能真的解決問題，而且那個人也不能代替我受苦」，代表這個人有點「死腦筋」。

與人商量有助於平復情緒，尤其是第3種無力感會有所好轉。

情緒穩定，才能客觀地觀察周圍，從邏輯上來理解問題。

罹患憂鬱症後，會開始像是變一個人。獨自思考並不能讓人擺脫煩惱的漩渦，首先應該是盡快尋求建議，借助其他人或機構的力量。

處於憂鬱狀態代表正在生病，是緊急情況，這時候應該接受幫助，而不是執著於靠自己克服。

然而，若是沒有接受幫助的經驗，罹患憂鬱症後，愈是自責、社交恐懼症愈是強烈，就愈是無法開口尋求幫助。

那對象若是身為家人的各位呢？

患者是不是能夠鼓起勇氣，找人商量問題並接受幫助呢？

度過沒有邏輯和生產力的時間

能夠休息時，無論如何最重要的是睡眠。

如果晚上睡不著，那不管是白天、中午還是晚上，只要覺得睏就「睡一覺」。

當度過睡眠優先期後，有不少人會突然不知道該如何打發時間。

銷售工程師：E先生（30歲、男性）

E先生是個認真、一絲不苟，深受顧客信賴的人。作為銷售工程師，他經常出差，每次出差往往都需要2週到1個月左右。

E先生在經歷離婚、忙於照顧父母，以及因公司內部調動，調到事務職，加上之前的工作累積的疲勞和環境的變化，導致罹患憂鬱症，最後決定申請留職停薪。

在E先生開始休假後，大約過了2週，在諮商時，我詢問他這幾天過得怎麼樣，結果他回答，前3天一直睡，睡到連自己都擔憂的程度，於是覺得不能再這麼下去，第4天以後每天7點起床，看報紙、做早餐。上午打掃家裡和洗衣服，下午整理庭院，並抽空到父母所在的設施露個臉，或是準備考證照。

我緊接著詢問他每天的睡眠時間，得到的答案是「至少有睡到6個小時，但睡眠很淺」。想當然，完全沒有成功消除疲勞。

如上所述，愈是努力、認真的人，進入休養期，就愈會覺得「生活必須規律，時間必須過得充實」。

我告訴E先生，必須要睡滿8個小時，還告訴他白天應該要怎麼過。一方面尊重他的認為生活必須規律、充實的想法，同時設法讓他得以休息。

具體來說，首先是制定每天要做的事情，因為如果沒有固定要做的事情，E先生會感到不安。不過，不遵守時間也沒關係，也可以自由中斷手上的事情。活動僅限於進行療癒型活動和少量運動。此外，在同樣的地方做一樣的工作會感到厭倦，所以詳細安排時間和地點，完成一天的行程規劃。

家事和照顧父母的事宜拜託給住在附近的姊姊。就E先生的情況來說，他開不了口連家事都拜託姊姊幫忙處理，所以由諮商師向姊姊說明，並委託她幫忙做家務。E先生是個既努力又認真的人，最後還是體驗了借助他人力量感覺。

E先生照著這個每日行程生活後，迅速恢復健康。

在精神飽滿，從容不迫時練習「休息」

相較於方才提到的E先生，在緊要關頭才練習休息，在精神飽滿、從容不迫時練習

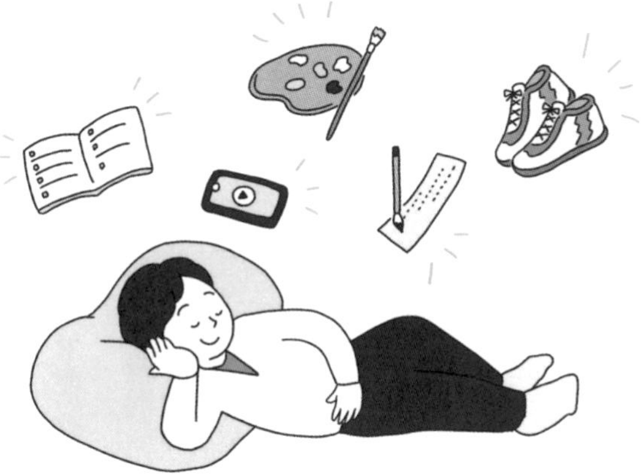

會更好。

練習休息有幾個訣竅，以下要介紹其中3個。

第1個是，在休息日等為自己安排沒有什麼重要行程的空閒時間。

例如，在休息日安排3個小時的空閒時間，按照自己的喜好，忠於當下的慾望來度過。想看動畫就看動畫，不想看就關掉、想要運動就外出等。試著度過一段毫無邏輯，沒有任何生產力的時間。

如果想要在這段時間做一些沒做過的事情，可以悠哉地按照自己的節奏進行，選擇不會消耗能量，而且能從中得到小小成就感和滿足感的事情，像是療癒型的創作、學畫畫、拍照、散步、做瑜伽、做料理、玩遊戲、製作動畫或機制設計等。

第2個是想法上的練習，不要對度過沒有邏輯也沒有生產力的時光感到有罪惡感。

無法避免的是，人往往都會從「這段時間是否感到既愉快又充實」、「是否有生產力」、「是否有助於自己成長」的角度來看待1件事。但與其用這個角度，不如用「是否可以讓自己好好充電」、「是否過度使用能量」的角度來思考。

第3個是，練習不管做什麼事（工作、釋放壓力、對話、交往等）都能夠中途放棄。

也就是停下來休息的意思。當中途放棄時，不要想著「無法堅持到最後，自己好沒用」，而是要認為「自己能夠確實中斷並休息，專注於保存能量」。

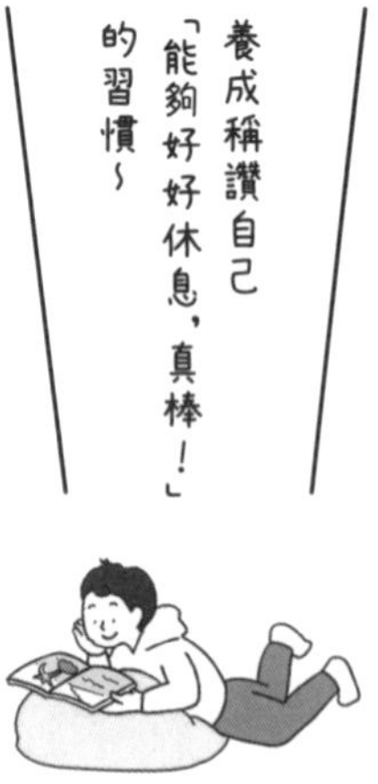

7

放寬思考和看待事情的角度

改掉會導致思想偏差的習慣

罹患憂鬱症時，無論是誰，在思考時都會傾向4個痛處。

不過，原本就沒自信，容易感到自責的人，只是稍微感到疲憊，內心很快就會想說「昨天請假不知道大家會有什麼想法。會不會覺得我是個無能又沒責任感的人？」。

在第2階段疲勞中，理性仍會在一定程度上發揮作用，因此，為了讓大腦能夠停止負面思考，必須從平時就鍛鍊自己，對自責、自信、不安做出適當（不過度）的反應。

以下介紹在精神狀況良好時可以進行的兩種訓練。

找到30件好事

每天發生的事情有好有壞。然而，即便是在狀況良好的時候，我們依然習慣會將注意放在不好或是討厭的事情上。因此，要有意識地練習尋找好事。

舉例來說，光是必須在下雨天出門這件事，有許多人就會因此感到憂鬱，覺得「好討厭」。不過，如果試著尋找好處，就會有意外的發現。

無論是什麼都可以，就算很勉強也沒關係，例如「被雨淋溼的人行道葉子很漂亮」、「下雨會洗去空氣裡的汙垢，好期待明天可以看到富士山」等。守護、尋找會讓自己感到「開心」、「快樂」、「漂亮」、「興奮」的事物。

即便是爛日子也要試著想說「這麼爛的日子能夠順利過完，我也太強了吧！」。

不要想說「這種程度怎麼可能算是『好事』」，而是數一數那些，哪怕只有好一點點的

事情，或是勉強覺得好的事情。

一開始練習時，請先找到10件，最終目標是1分鐘可以找到30件。隨著練習次數的增加，就會不知不覺地開始用樂觀的角度來看待事情。

從現在開始，先練習400次看看吧！

7：3平衡

如果累積了大量疲勞，就會覺得「只有我不努力（自責感、無力感、不安感）」、「連努力都做不到，我好沒用（自責感、無力感）」、「如果不做點什麼事，就會被拋棄（無力感、不安感、負擔感）」，並且為了消除這4個痛處，大部分的人都會選擇更加努力。

如此一來，無論如何都會超過可負荷的程度，即使當下順利克服了，第2天也會突然感到精疲力竭、情緒低落。

「7：3平衡」就是用來防止這種極端的想法和行為。

這是一種用7：3的方式來思考的練習，換句話說，就是不要以10：0來思考。

例如，做某件事的時候，不是「做到精疲力盡為止」，而是做到當天能量的7成，留下3成的能量。

若有預留3成的能量，當突然有事情必須解決，或是家人出了什麼事需要去處理時，就有餘力可以行動。

因為是使用當天的7成能量，最好是抱持著無論狀態好壞，都是使用7成能量的想法，會比較容易保持平衡。

對於自身行為的評價也以「7：3平衡」來進行。

我們在評價自己的行為時，總是會做出負面評價。明明做得很好或是順利完成的事情，卻只是一味地反省，像是「那個沒做好，這個也沒做到」。可以說，這就是用10：0的方式在指出缺點。

不過，另一方面，對自己的行為如果只給予好評，會讓人感到尷尬。

因此，要用「7：3平衡」的方式來評價。

評價時，7成用來稱讚做得好的部分，3成用來檢討需要改善的部分。藉由這個方式正確的認知，知道自己哪裡做得很好，哪裡還可以做得更好，並降低失落的情緒。

剛剛的「放棄練習」也是，7成用來贊同自己放棄很棒，另一方面，用3成來承認「總覺得放棄很可惜」的心情。

若是認為「我應該盡量不要覺得遺憾」，就會自我矛盾，導致事情無法順利進行。

這種「7：3平衡」的思考方式可以有效改善一個人的想法，請務必要嘗試看看這妙的方法。

不過，「尋找好事」和「7：3平衡」都是一種訓練。

就像感冒時進行運動的訓練也不會順利一樣，在進入憂鬱第2階段以上時，進行這種訓練完全不會得到效果，反而可能會使人喪失自信。因此，一定要在處於精神狀態良好的第1階段時練習。

8 歷程表工具

歷程表

當一個人在陷入憂鬱狀態後，會不知道自己是如何變成這樣、不知道自己現在在哪裡、不知道今後該怎麼辦、不知道要忍耐到什麼程度才會恢復健康。

在面對這樣的患者時，有1種有效的方法是，幫助他按時間列出自己迄今為止走過的路。藉由這個方法，就可以理解現狀和造成的原因，並對今後的應對方針有個大致的想法，不僅是患者本人，其家人及身邊的人也會安心許多。

我們稱這個強大的工具為「歷程表」。

歷程表要寫什麼？

歷程表上要寫什麼時候發生什麼事。例如，1年前換了工作，3個月後開始負責1項新的計畫，連續1個月每天加班4到5個小時；6個月前買房和搬家，通勤時間從30分鐘增加到1個小時；或者將職場和私生活中可能引起「疲勞」的事件，依時間順序寫下來。

接著，關於憂鬱症狀5＋5的部分，也需要去記錄開始時間、持續多久，以及強弱波動等。

最後，為了能夠一眼看出哪個時期有多少能量，用自身的感覺來畫出能量曲線。

以下要介紹的是，兩位曾來找我們心理諮商的患者，所經歷過的故事和其歷程表。希望能夠幫助各位想像患者從罹患憂鬱症到恢復健康的樣子。

F先生（男性、52歲、公司員工）的案例

F先生是在X年的10月左右向我們申請諮商。

F先生已經是第2次留職停薪，過了6個月後身體的恢復狀況並不如期望，他感到相當不安、焦慮，覺得「再這樣下去，是不是沒辦法復職？」，因此申請了諮商服務。

F先生曾擔任一家工業零件生產公司的營業課長，在接受諮商的4年前，他在公司內部的調整下，成為海外新事業的負責人。

然而，在忙於處理一系列問題的過程中，由於與當地的時差，導致F先生逐漸出現睡不著、吃不下飯的症狀。還會感到劇烈的頭痛，無法控制自己煩躁的情緒，為了能夠睡著酒也喝得愈來愈多。明明英語程度並不差，卻聽不懂電話那頭的人在說什麼，一句話都說不出來，進而愈來愈害怕電話響起。

剛好在同一時期，肺癌住院1年的父親去世，妻子和母親還因為葬禮的事情出現婆

媳爭執。

工作上的失誤也愈來愈多，開始會夢見「被部下責怪」半夜驚醒，「想要乾脆消失」、「想死」的心情也愈發強烈。

X－3年11月，F先生在家裡廁所準備上吊時被妻子發現，妻子將他送至醫院後，醫生診斷F先生罹患「憂鬱症」，並要求他直接辦理住院，開始接受藥物治療，於是他向公司請假。

住院住了大概1個月後，轉而在家休養，在切身感受到精神已經恢復，同時也很在意新事業的進展，於是F先生於X－2年3月復職，回到留職停薪前的職位。因為自己在部門正辛苦的時期造成他人的麻煩，而且還有沒辦法順利地用英文接聽電話的經驗，F先生開始利用工作提早結束後的空檔，和休假日的時間去上英語會話補習班。

之後，在公司的工作還算順利，但回家後就什麼都不想做，吃了藥也睡不著，也愈來愈沒有食慾。「難道憂鬱症又復發了嗎？」的不安感，加上「要快點想辦法」的焦慮，

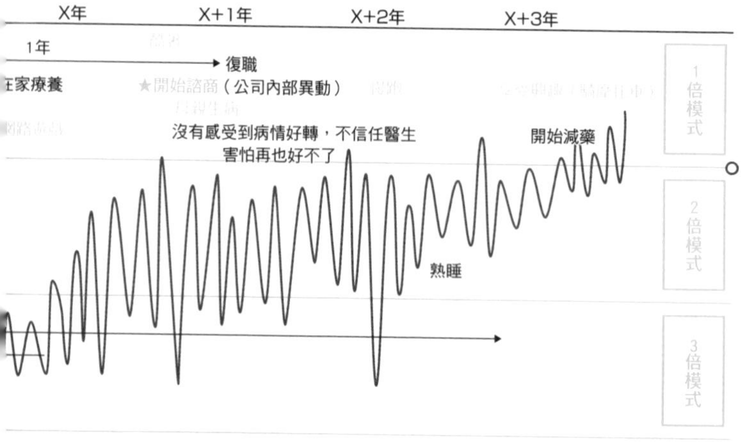

使他更加無法入睡。

就在這時，日本某個地方發生嚴重的大地震。

幸運的是，發生災害的地區離F先生居住的地方很遠，但是看到新聞畫面和志工的影片後，F先生的腦中一直盤旋著「為什麼我什麼都做不到？」、「我什麼忙都幫不上」的想法。

在這種狀態下，主治醫生認為F先生「必須再次休息」，於是他第2次申請留職停薪。

與第1次留職停薪不同，這次是在

F 先生（52 歲男性）的歷程表

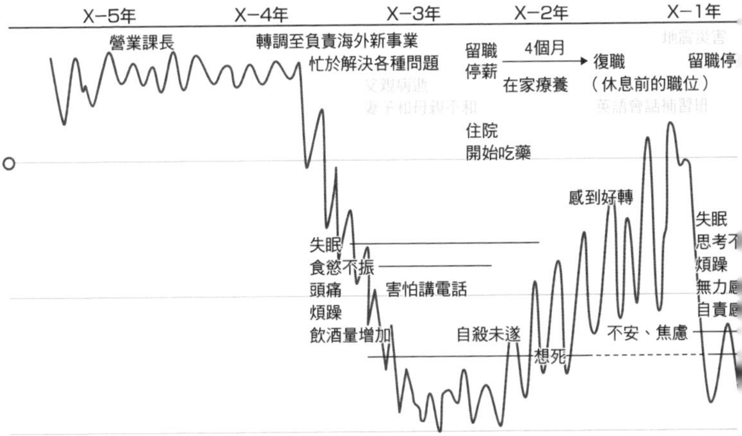

家裡休養，F 先生在不知道該如何休息才好的情況下，多了許多空閒的時間。在偶然間，他在網路上找到 1 個看起來很有趣的遊戲，可以用來消磨時間。然而，在不知不覺間，他沉迷遊戲到犧牲睡眠時間的程度。想當然，他的身體狀況完全沒有恢復。

就這樣休息半年後，F 先生擔心「這樣下去是不是再也無法回公司上班了？」，於是決定尋求諮商師的幫助。

在聽完 F 先生這段時間的經過後，我們認為當務之急是恢復他的身體狀況，於是建議他不要再玩網路遊戲、改善睡眠的問題，並盡可能多吃一點東西。

起初，F先生對於悠悠哉哉地在家度過時間有罪惡感，但在掌握休息的訣竅後，他開始能夠入睡。睡眠問題解決後，食慾也逐漸恢復，1天能夠吃到3餐。而且煩躁感和身體的倦怠感漸漸地消失，大腦也清醒許多。

從開始留職停薪後過了1年，F先生恢復到可以復職的程度，並因為公司內部的異動，得以從過去忙碌的部門調到工作節奏比較悠閒的部門。

F先生抱持著「希望不要再失敗」的想法，維持1個月1次的諮商，我們也在各個時期為他提供幫助。

例如，F先生復職那年的夏天相當炎熱，體力明顯下降，所以我們給了一些如何避免中暑的建議；當F先生得知母親生病而感到沮喪時，我們向他解釋為什麼會覺得情緒低落以及應對方法；在F先生沒有切身感受到身體的好轉，並對主治醫生和藥物產生不信任感，我們向他說明活用醫療的方法，以及身體康復的過程。

在復職2年，確實感受到身體狀況穩定下來後，F先生為了增強體力，開始慢跑，但因為能量還沒有完全恢復，馬上又陷入低潮。我們也向他說明情緒之所以會低落的原因，讓他理解「現在尚在累積能量的時期」。漸漸地，他的睡眠狀況愈來愈穩定。

從那時起，F先生開始留意當天的身體狀態，盡量用7成以下的能量來活動，並根據自己的情況，逐步擴大活動的範圍。在第2次復職過了約3年後，F先生需服用的藥物慢慢地減少，並且可以做有興趣的事情，例如騎摩托車去旅行。

G小姐（女性、32歲、公司員工、獨居）的案例

G小姐是在X年7月左右來申請諮商。隨著工作中犯下的錯誤愈來愈多，她擔心如果就這樣繼續下去，是不是就得辭職，因此在主管的建議下前來諮商。

G小姐於X年4月時從其他行業轉職到服裝相關公司擔任總務一職。因為在以前的公司也是負責總務工作，她很快就適應了新工作，而且也沒有遇到什麼大問題。不過，

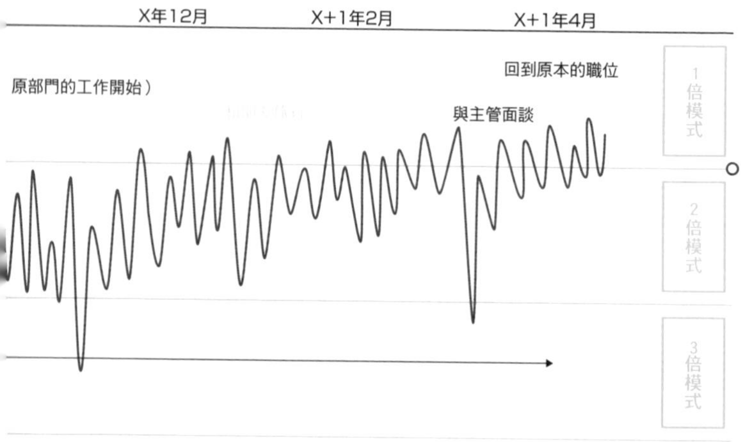

在同年5月，黃金週假期剛結束時，一位資深前輩因病突然決定辭職。與其他同事相比，G小姐負責的業務較少，再加上從剛進公司開始就學得很快，因此那位前輩的工作幾乎都落到G小姐身上。

因為前輩沒有交接就直接辭職，G小姐必須向周圍的人求助，有時甚至得拜託其他部門的人，因此工作很難上手。等到注意到時，每天回到家時都已經過了晚上11點，每個月的加班時間超過80小時。

G 小姐（32 歲女性）的歷程表

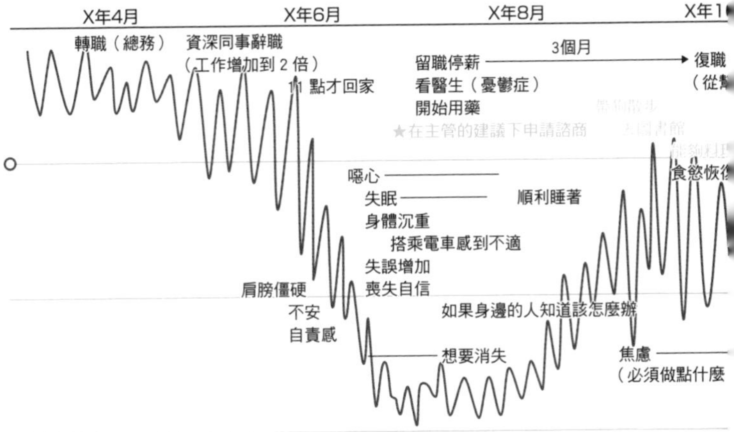

到了6月，G小姐肩膀僵硬的情況和噁心的感覺愈發嚴重，也沒有食慾。即便想睡覺，也因為擔心還沒做完的工作而睡不著。而且身體很沉重，早上要花很長的時間才有辦法離開被窩，工作上的失誤不斷增加。總是很擔心「是不是又做錯了？」、「是不是又會被罵？」，而且愈來愈覺得「自己沒有用處」、「只會給部門的大家造成麻煩」。在月台上等電車時，甚至會想說「只要往前踏出一步撞上電車，就不用再去公司了」。

G小姐的主管看到她這個樣子相當擔心，建議她去做心理諮商，她也接受了建議。

由於G小姐出現了憂鬱症狀，也有想死念頭，我們便建議她就診。醫生診斷為「適應障礙症」，要求她在家裡休息3個月留職停薪，於是G小姐回到老家休養。

G小姐的個性很認真、細心，是「會遵從主管的吩咐，謹慎行事的類型」。乍看下缺乏靈活性，容易覺得有壓力，但這種個性卻在恢復過程中發揮了很大的作用。

憂鬱症就像先前所介紹的，伴隨著強烈的焦慮和不安，導致許多人都無法好好休息。

然而，G小姐完全理解積勞成疾導致憂鬱症的原理，當主治醫生和諮商師要求她「睡滿9個小時」，她也認真地遵從醫囑。而且只要告訴她「不要看有關工作的文書資料」，她也會聽從建議。

幸虧這些建議適用於G小姐，休息1個月就已經可以入睡，並漸漸地恢復精神。

在休息2個月後，G小姐開始外出遛狗，慢慢地能夠在圖書館待一段時間。

到了第3個月，食慾恢復到可以做料理的程度。同年10月復職時，在主管的照顧下，從在原部門「幫忙」開始做起，並在與勞工健康服務醫師和諮商師討論後，逐步增加工作量。

G小姐自己也曾經焦慮地想著「必須盡快恢復，彌補自己帶來的麻煩」，但是在這時「謹慎行事」的個性發揮了作用，促使她不勉強自己，讓精神有足夠的餘裕慢慢恢復。復職3個月後，她已經可以與朋友一起去附近的溫泉勝地，度過2天1夜的旅行。

在復職半年後，她回到原本的職位，當時辭職前輩負責的工作已經適當地分配給其他同事，因此G小姐的負擔不再那麼沉重。

像這樣具體地在歷程表記錄時間、事件、症狀、能量變化，患者本人和其身邊的人也能夠理解過程中的辛苦，例如「遇到這麼多事情，真的好辛苦」、「在這麼辛苦的情況下還是努力過來了」、「會這麼累也是理所當然的」。

此外，製作歷程表，還可以促使人思考如何減少消耗能量、要怎麼做才能累積能量。

COLUMN

製作「歷程表」

利用歷程表來思考「憂鬱症」

接下來，讓我們一起來嘗試製作歷程表。製作歷程表後，罹患憂鬱症的患者本人與在旁守護的家人，都能得知這段時間的經過和現在的狀態。不過，對患者來說，過去的事情大多都會形成心理創商，因此回顧這一行為也會消耗患者的能量。請在能夠與患者對話時嘗試組織過程，不要勉強製作歷程表。

記錄什麼時候遇到什麼事情

首先，將發生的事情寫下來。如果不只發生過1次，就每次都寫下來，不要省略。

	有	年月日		有	年月日
配偶去世			負債20萬元以上		
離婚			負債20萬元以下		
分居			存款等財產減少		
判刑			工作職責改變		
親人去世			孩子獨立		
受傷或生病			與親戚產生糾紛		
結婚			家人生病、受傷		
失業			配偶就業、辭職		
離婚調解			生活節奏改變		
懷孕			與主管產生糾紛		
性方面的困難			勞動環境變化		
家人增加			公益活動的變化		
新工作			睡眠節奏改變		
經濟狀況不佳			同居人改變		
朋友去世			飲食習慣改變		
轉職			輕度違法		
個人事業成功					
入學、畢業					
習慣改變					
搬家					
轉學					
興趣改變					
宗教改變			工作失誤		
長期休假			智慧型手機損壞		

※上表是以P204的壓力評分表為基礎製作而成的

※上表只是1個例子。盡可能寫出那些讓人感到身心疲憊的事情

（例）工作失誤、智慧型手機損壞

●出現在心理上的5種變化

1. 無力感（沒有自信）
・
・
2. 自責感（罪惡感）
・
・
3. 對人感到恐懼、生氣
・對他人的視線感到恐懼：×年10月至今
・
4. 不安、焦慮、後悔
・
・
5. 覺得「想死」
・
・

●出現在身體上的5種變化

1. 失眠（嗜睡）
・
・
2. 食慾不振（飲食過度）
・
・
3. 倦怠感（負擔感）
・
・
4. 停止思考
・
・
5. 身體不適
・頭痛：×年8月至12月
・

寫出憂鬱症狀5＋5時期

接下來，寫出憂鬱症狀5＋5開始的時期與持續的時間。這時患者可能連症狀或事件發生的準確日期都記不住，可能會感到無力感或自責感。建議大概寫1個範圍即可，像是「○年△月時」。

此外，憂鬱症狀還具有上下波動的特性，所以要注意，憂鬱症狀5＋5不會只出現1次，而是會隔一段期間多次出現，或是長時間持續不斷，只是程度上的變化（強弱差別）。

例如，出現頭痛症狀時，將症狀（頭痛）與症狀持續時間（起迄時間），記錄在右邊欄位「5．身體不適」下方。如果也有出現懼怕他人視線的症狀，則是在左邊欄位「3．對人感到恐懼・生氣」下方記錄該症狀和持續時間。

製作歷程表

如下頁所示，將寫出來的事件和症狀記錄在「1倍模式」、「2倍模式」、「3倍模式」的欄位中，逐步完成歷程表。

如果不確定是1倍模式到3倍模式哪一個階段，請對照並參考第74到80頁的說明。

另外，將最右側列為「現在」，隨著往左移動的過程中回溯過去。這部分請參考第240、241、244、245頁的歷程表。

最後，結合事件和症狀畫出能量曲線，如此憂鬱症患者和其家人都能直接從視覺上掌握情況。當事件的影響較大時，該能量曲線會向下移動，待恢復後才會再往上移動。

○年△月	○年△月	○年△月	○年△月	現在
				1倍模式
				2倍模式
				3倍模式

後記

本書針對憂鬱症，介紹了相關的知識與有效對應的方法。

在真正面對患者時，即便大略講解本書的內容，患者本人、照顧患者的家人，往往都還是將注意力放在治標不治本的「解決表面問題」或是「改善患者的個性」上。

憂鬱時，人會感到精疲力竭，沒有力氣，無法停止不安的想法，也沒辦法對自己有信心。在這種狀態下，如果患者繼續執意地解決面前的問題或是努力改變自己，那就無法從根本改善導致憂鬱的原因，也就是永遠都無法恢復能量。

家人想要改變患者的行為和個性，但是要求「改變不能改變的事情」對患者來說是非常痛苦的事情。而且患者會覺得自己不被理解，進而感到無力感和孤獨感。

為什麼會像這樣陷入困境呢？

我認為是因為患者和其家人，一直都在社會中接受了所謂「有問題就解決」、「有困難也要忍著」的訓練。

在精神狀況正常時，這些想法會成為在社會取得成功的祕訣。然而，在陷入憂鬱的狀態下，身心都不能隨心所欲的運轉時，這些想法就只會產生負面影響。因為人們往往會對「累了就休息」如此單純的行為感到不安和罪惡感。

本書中反覆強調的原則：「憂鬱的時候是處於疲憊的狀態，只要休息即可，休息就能夠恢復」，可能太過於理所當然，所以病患感受不到這個建議的重要性。然而，憂鬱症康復的精髓就在於此。而且令人意外的是，由於憂鬱症的症狀，大部分的患者都很難做到真正的「休息」。

如果本書能夠成為苦於憂鬱症的患者與照顧者心中的指南針，我們會感到相當榮幸。

作者

〈作者簡介〉

下園壯太

NPO Mental Rescue Association理事長。
前日本陸上自衛隊衛生學校心理教官。
1959年出生。1982年畢業於日本防衛隊大學，進入陸軍自衛隊。為日本陸上自衛隊首批「心理幹部」，經手過多項諮商案件。利用在支援重大事故和自殺事件獲得的經驗，發展出一套自己的諮商理論。2015年離開日本陸上自衛隊，現擔任NPO Mental Rescue Association理事長，同時還藉由演講和研討會，推廣自創的諮商技巧。著有《遠離憂鬱》（書泉出版）、《心を守るストレスケア》（池田書店）等。

前田理香

諮商心理師，憂鬱危機諮商專家。前日本海上自衛官，現為NPO Mental Rescue Association的諮商師。與眾多因為事故、事件或自殺等受到衝擊的人，以及患有憂鬱症的人面對面進行諮商，並且參與多個組織的復職支援。從2021年4月開始，與日本國立研究開發法人宇宙航空研究開發機構（JAXA）簽立契約，在有人宇宙系統株式會社（JAMSS）準備的國際太空站（ISS），負責日本太空人的健康管理（精神心理健康）。

陪家人走過憂鬱

給憂鬱症照顧者的應對指南

出　　版／楓葉社文化事業有限公司
地　　址／新北市板橋區信義路163巷3號10樓
郵政劃撥／19907596 楓書坊文化出版社
網　　址／www.maplebook.com.tw
電　　話／02-2957-6096
傳　　真／02-2957-6435
作　　者／下園壯太、前田理香
翻　　譯／劉姍珊
責任編輯／林雨欣
內文排版／洪浩剛
港澳經銷／泛華發行代理有限公司
定　　價／380元
初版日期／2024年2月

國家圖書館出版品預行編目資料

陪家人走過憂鬱：給憂鬱症照顧者的應對指南 / 下園壯太, 前田理香作；劉姍珊譯. -- 初版. -- 新北市：楓葉社文化事業有限公司, 2024.02　面；　公分

ISBN 978-986-370-645-8（平裝）

1. 憂鬱症　2. 健康照護　3. 照顧

415.985　　112021747